Günter Lempa, Dorothea von Haebler, Christiane Montag
Psychodynamische Psychotherapie der Schizophrenien

Psychodynamische Therapie

Günter Lempa, Dorothea von Haebler,
Christiane Montag

Psychodynamische Psychotherapie der Schizophrenien

Ein Manual

Psychosozial-Verlag

Bibliografische Information der Deutschen Nationalbibliothek
Die Deutsche Nationalbibliothek verzeichnet diese Publikation
in der Deutschen Nationalbibliografie; detaillierte bibliografische Daten
sind im Internet über http://dnb.d-nb.de abrufbar.

2., aktualisierte Auflage 2017

Gesetzlich vertreten durch die persönlich haftende Gesellschaft Wirth GmbH,
Geschäftsführer: Johann Wirth
Walltorstraße 10, 35390 Gießen, Deutschland
0641 9699780
info@psychosozial-verlag.de
www.psychosozial-verlag.de

Umschlagabbildung: Gerhard Richter, »Fels«, 1989 © Gerhard Richter 2017 (21032017).
Umschlaggestaltung & Innenlayout nach Entwürfen von Hanspeter Ludwig, Wetzlar
Satz: metiTEC-Software, me-ti GmbH, Berlin
Druck und Bindung: Druckhaus Bechstein GmbH,
Willy-Bechstein-Straße 4, 35576 Wetzlar, Deutschland
Printed in Germany

ISBN 978-3-8379-2739-9 (Print)
ISBN 978-3-8379-7221-4 (E-Book-PDF)
https://doi.org/10.30820/9783837972214
ISSN 3053-5271 (Print)
ISSN 3053-528X (Digital)

Inhalt

Anmerkung zur zweiten Auflage

Was will, was kann dieses Manual leisten?

Ein Manual kann sicherlich keine Fallsupervision ersetzen. Psychodynamische Psychosentherapie setzt beim Therapeuten ein ausgeprägtes Vermögen voraus, seine eigenen Gefühlsreaktionen zu bemerken, zu erkennen und auf eine konstruktive Weise zu nutzen. Zudem erfordert die Interaktion mit dem Patienten eine größere Freiheit und Flexibilität bei der begründeten Wahl einer Intervention. Um diese zu erlangen, ist Intervision und Supervision mit erfahrenen Psychosetherapeuten unumgänglich.

Was das Manual jedoch leisten kann ist es, eine Orientierung zu geben. Psychosenpsychotherapie heißt nicht selten, sich unsicher oder gar verwirrt zu fühlen, oder anders ausgedrückt: »vor lauter Bäumen den Wald nicht mehr zu sehen«. Hier kann unser Manual eine Landkarte und ein Kompass sein. Es soll helfen, sich wieder zu orten und wieder zu wissen, wohin der Weg gehen könnte. Unser Werkzeugkasten enthält für viele klinische Situationen konkrete Interventionsmöglichkeiten. Dabei handelt es sich um Vorschläge und Prinzipien, die dem Therapeuten dabei helfen sollen, sich zu orientieren, ohne ihn aber dabei in seiner Kreativität einzuengen. Das Manual soll ambulant tätige Therapeuten ermutigen, sich auf das spannende Unterfangen einer Psychosentherapie einzulassen, aber auch im stationären Setting bzw. in der Akutbehandlung beschäftigten Ärzten und Therapeuten die Möglichkeit geben, ein spezifisches Psychotherapieverfahren zu nutzen.

Vorwort

In diesem Manual versuchen wir im ersten theoretischen Teil die Ergebnisse, die der psychodynamische Zugang zur Schizophrenie erbracht hat, darzustellen. Wir beziehen uns dabei auf Freud, die »Altmeister« Bion, Lacan und Winnicott sowie auf moderne Konzepte von Mentzos und Benedetti, deren Theorien wir aufgrund ihrer Anschlussfähigkeit, und da sie vielen psychodynamischen Psychosetherapeuten[1] als theoretisches Rüstzeug dienen, für maßgeblich halten. Diese Ergebnisse der psychodynamischen Psychosentheorie stellen wir Ergebnissen anderer Paradigmen gegenüber, und zwar: der Säuglingsforschung, der Phänomenologie, der Theorien der Mentalisierung und der Neurowissenschaften.

Mit Fuchs (2014, S. 75) lassen sich drei Zugänge innerhalb der Psychiatrie und Psychotherapie unterscheiden:

1) der positivistische, objektivierende Ansatz aus der Perspektive der dritten Person
2) der phänomenologische subjektorientierte Ansatz aus der Perspektive des Selbsterlebens, also der ersten Person
3) der intersubjektive Ansatz der gemeinsamen therapeutischen Arbeit aus der Perspektive der zweiten Person

Diese unterschiedlichen Zugänge lassen es nicht zu, die verschiedenen Ansätze vorschnell unter eine »Mastertheorie« zu subsumieren. Uns geht es zuerst einmal nur um Querverweise. Wir versuchen vorsichtig auf Übereinstimmungen, Parallelen und Differenzen hinzuweisen. Vor allem bei zwei Themenbereichen

---

1 Die männliche Form schließt im Folgenden zugunsten einer besseren Lesbarkeit die weibliche Form mit ein.

haben wir es jedoch gewagt, eine vorläufige Synthese der unterschiedlichen Paradigmen zu entwickeln. Diese sind die Pathogenese des Wahns und die Bedeutung der Schwäche der basalen Selbsterfahrung und der Intentionalität für die Disposition bzw. Vulnerabilität der Schizophrenie.

Was das komplexe Thema der verschiedenen Ebenen der Repräsentation betrifft, das für das Verständnis der Psychose und auch ihrer Behandlung zentral ist, haben wir uns zu einem pragmatischen Vorgehen entschieden. Es gibt innerhalb der Psychoanalyse keine allgemein akzeptierte Theorie der Repräsentation (Löchel, 2015). Wir unterscheiden in Anlehnung an Freuds Unterscheidung zwischen Sach- und Wortvorstellung eine primäre vorsprachliche Repräsentation, bei der es noch nicht um Bedeutung geht, sondern nur um den Akt, durch den etwas für jemanden wirklich ist und als real erlebt werden kann, von einer sekundären sprachlichen Repräsentation, durch welche die bereits primär repräsentierten Ereignisse einen Sinn und eine Bedeutung erlangen. Bei der Schizophrenie geht es um die Ebene der primären Repräsentation. Es geht nicht, wie bei der Neurose, um eine verschlüsselte oder verdrängte unbewusste Bedeutung.

Das hat erhebliche Auswirkungen auf die Behandlungstechnik und macht eine Modifikation erforderlich, die wir im zweiten praktischen Teil genau beschreiben. Dabei haben wir die psychodynamischen Werkzeuge und Techniken durch solche ergänzt, die aus der Mentalisierungstheorie stammen. Dieses Vorgehen scheint uns mit den Grundlagen einer psychodynamischen Psychosentherapie kompatibel und als eine sinnvolle Ausweitung ihrer therapeutischen Möglichkeiten.

Wir hoffen, der Leser verzeiht uns den theoretischen und etwas sperrigen ersten Teil. Bei der Darstellung der modifizierten Behandlungstechniken im zweiten Teil haben wir uns um eine klare, verständliche, nachvollziehbare und durch eine Vielzahl konkreter Beispiel aus psychodynamischen Behandlungen von Menschen, die unter schizophrenen Psychosen leiden, auch anschauliche Darstellung bemüht.

Günter Lempa, Dorothea von Haebler & Christiane Montag

1 Ein psychodynamisches Modell der Pathogenese der Schizophrenie

1.1 Disposition

Es herrscht Übereinstimmung darüber, dass bei Menschen, die später an einer Psychose erkranken, in den meisten Fällen Voraussetzungen vorliegen, die einen Ausbruch der Erkrankung wahrscheinlicher machen, was man als Vulnerabilität oder Disposition bezeichnet. Wie lässt sich diese Disposition aus einer psychodynamischen Sicht genauer erfassen und beschreiben? Ergebnisse aus der empirischen Säuglingsforschung haben bisher keine eindeutigen Ergebnisse erbracht, die es erlauben, spezifische Probleme in der frühen Kindheit mit dem späteren Ausbruch einer schizophrenen Psychose in Verbindung zu bringen. Psychoanalytiker dagegen haben genau dies versucht. Sie haben aus ihren therapeutischen Erfahrungen Konzepte entwickelt und diese hypothetisch in die frühe Kindheit projiziert. Für den therapeutisch Tätigen bleibt es daher von fortwährendem Interesse, inwiefern sich die Konzepte der Psychoanalyse mit aktuellen Erkenntnissen benachbarter Disziplinen in Einklang bringen lassen.

Im Folgenden werden zunächst die Konzepte Freuds zur Schizophrenie kurz dargestellt. Anschließend werden die Konzepte von Winnicott, Bion und Lacan näher betrachtet. Sie haben ihre Theorien aus der intensiven Praxis der Psychosebehandlung entwickelt, was in jedem Fall dazu führte, gängige psychoanalytische Theorien zu ändern, sie weiterzuentwickeln oder völlig neue Konzepte vorzuschlagen. Ihre Theorien, die lange Zeit vor dem Aufkommen der Säuglingsforschung und der Entwicklung des Konzepts der Borderline-Persönlichkeitsstörung seit den 80er Jahren des letzten Jahrhunderts entstanden (und damit u. U. diagnostische Unschärfen in sich tragen), werden daraufhin mit aktuellen Ansätzen, besonders auch mit dem Dilemmakonzept von Mentzos und Benedetti, sowie der Rolle von Mentalisierungsstörungen und der Selbstentwicklung bei Patienten mit Schizophrenie verbunden.

1.2 Freuds Psychosentheorie

Freud sieht bereits in einer frühen Arbeit die Psychose als Abwehr gegen einen unerträglichen Verlust. In keinem Irrenhaus, so Freud, fehlen die Beispiele »der Mutter, die über den Verlust ihres Kindes erkrankt, jetzt unablässig ein Stück Holz im Arm wiegt oder der verschmähten Braut, die seit Jahren im Putz ihren Bräutigam erwartet« (Freud, 1894a, S. 73). Die Frage, welche Disposition der Tatsache zugrunde liegt, dass jemand auf eine Versagung mit einer Psychose reagiert und sich wahnhaft eine neue Welt aufbaut, beantwortet Freud unter Verweis auf den Mechanismus der Regression auf frühere Entwicklungsstufen der Libido. Voraussetzung hierfür sei eine Fixierung auf der Entwicklungsstufe des Narzissmus, bzw. Autoerotismus. Bei der Paranoia komme es zu einer Regression zum Narzissmus, wobei der eigene Körper, das eigene Selbst das Objekt der Libido darstellt. Der Schizophrenie liege eine weiterreichende Regression zum infantilen Autoerotismus zugrunde. Hier sind noch nicht zu einer Einheit zusammengefasste Körperzonen das Objekt der Libido. In eine moderne Sprache übersetzt, könnte man das so beschreiben: Für Freud ist die Schizophrenie eine Reaktion auf die Konfrontation mit einer unerträglichen Realität. Diese wird mithilfe der psychotischen Symptome, die eine neue Welt errichten, verleugnet und dementiert. Diese Form der Problembewältigung beruht auf einer Disposition. Die Integration des Ich und die Beziehungsregulation und Differenzierung zwischen Ich und Anderem sind instabil und brechen bei entsprechenden Anlässen zusammen.

1.3 Psychosekonzepte bei Lacan, Bion und Winnicott

Im Folgenden werden, obwohl die Prozesse simultan ablaufen und sich wechselseitig bedingen, zwei wesentliche Bereiche unterschieden, die für die Disposition einer Schizophrenie relevant sind.

Der erste Bereich betrifft die Entstehung, die Entwicklung, die Strukturierung und Regulation der Vorgänge im Ich, also die Ich-Bildung oder Organisation des Ich. Der Begriff des Ich ist innerhalb der Psychoanalyse nicht ganz eindeutig definiert (Seidler, 2000). In diesem Manual wird das Ich im Sinne der OPD-Definition als »zentraler Organisator des Psychischen« (Arbeitskreis OPD, 2006) verstanden. Der zweite Bereich umfasst die Entstehung, die Entwicklung und den Aufbau von Objektbeziehungen sowie die Strukturierung und Regulation der Beziehung zu anderen.

1.3.1 Die Ich-Bildung, die Organisation des Ich

Winnicott sieht als erste Stufe der Ich-Entwicklung die Integration. Einzelne »Ich-Kerne« (Glover, 1932) werden zu einer Einheit zusammengefasst, es entsteht ein gegen die Außenwelt abgegrenztes Ich. Diese Integration geht mit der Ausbildung von subjektiver Zeit und der Orientierung im Raum (Winnicott, 1945, 1963) einher. Es kommt zum »Einzug der Psyche in den Körper«, was zum Ineinanderfallen von Ich-Gefühl und Körper, die anfänglich nicht oder nur zeitweise kongruent sind, führt. Die Integration des Ich wird durch die Etablierung einer förderlichen Umwelt ermöglicht. Vor allem das Scheitern der Mutter, sich auf die Bedürfnisse des Kindes einzustimmen, was Winnicott als »holding« bezeichnet, ist in seinem Konzept ein wesentlicher Faktor, der zu einer späteren Psychose disponiert.

Für Bion sind die Ausbildung eines abgegrenzten Ich und damit ein adäquater Realitätsbezug davon abhängig, dass das Ich dazu in die Lage versetzt wird, basale Integrationsleitungen zu vollziehen. Damit dies möglich wird, müssen »primitive« Abwehrmechanismen, vor allem die projektive Identifikation im Sinne eines Übergangs von der paranoid schizoiden Position zur depressiven Position, überwunden werden. Projektive Identifikation oder – Identifizierung ist nach Klein (1946) ein Vorgang, bei dem Selbstanteile in eine äußere Objektbeziehung hineinverlagert werden. Ein innerhalb des Ich vorhandener autodestruktiver Hass wird dabei zum Beispiel in ein Gegenüber projiziert, das dann als Verfolger erlebt wird. Mit paranoid-schizoider und depressiver Position beschrieb Klein (1935, 1946) zwei grundlegende Konstellationen, wobei die paranoid-schizoide Position durch projektive Identifizierung, Spaltung und mangelnde Integration »guter« und »böser« Teilobjekte, die depressive Position durch Integration der Teilobjekte zu einem ganzen Objekt und die Fähigkeit zu Verantwortung und Schuldgefühl charakterisiert ist. Bion (1959, 1965) hat darauf hingewiesen, dass es auf der Ebene der paranoid-schizoiden Position zu »Angriffen auf Verbindungen« kommen kann. Diese Angriffe richten sich gegen die synthetischen Fähigkeiten des mentalen Apparats und betreffen auch Zeit und Raum, durch welche Erfahrungen normalerweise strukturiert werden und das Ich eine Perspektivität erhält. Sie werden angegriffen und wie »böse Objekte« (Bion, 1962a, S. 128) behandelt. Bion sieht ähnlich wie Winnicott die mangelnde Fähigkeit der Mutter (oder primären Bezugsperson), das Kind bei der Verarbeitung unerträglicher Emotionen zu unterstützen, welche er als »containing« bezeichnet, neben angeborenen Faktoren, die das Baby betreffen, als bedeutsam für die Disposition der Schizophrenie an.

Lacan (1955) beschreibt einen anfänglich »zerstückelten« Körper, der in einem ersten Schritt, dem sogenannten Spiegelstadium, zu einer Einheit integriert wird. Allerdings ist die Ich-Organisation nach diesem Erreichen der Einheit noch immer instabil, es bestehen unscharfe Ich-Grenzen, das Ich und der Andere (die Mutter-Kind-Dyade) sind in Illusionen und Verkennungen voneinander abhängig und miteinander verstrickt. Eine stabile Realität ergibt sich erst durch das Eingreifen des »Vaters«, dessen Rolle Lacan besonders betont. Erst dadurch entsteht ein stabiles und abgegrenztes Ich, das über ein Zeit- und ein Raumempfinden verfügt.

Lacans Konzept kennt somit zwei Phasen – in Korrelation zu den Konzepten Freuds, der bei der Schizophrenie eine Regression zum Autoerotismus und bei der Paranoia zum Narzissmus sah. Im Spiegelstadium kommt es zu einer Integration des Körper-Ich, in einem zweiten Schritt dann zu einer endgültigen Stabilisierung des Realitätsbezugs. Für Lacan ist es das Scheitern des Eingreifens eines Dritten, die Verwerfung des »Namen des Vaters« (»la forclusion du nom du père«), die sich regelmäßig als Disposition der Erkrankung erweist. Die Funktion des Vaters ist es, in die vorher instabile (quasi »psychotische«) Beziehung zwischen Mutter und Kind, in der es keine Verbote, Regeln und keine stabilen Ich-Grenzen gibt, das »Gesetz« und die Trennung einzuführen.

1.3.2 Die Entwicklung und der Aufbau von Objektbeziehungen

Bezogen auf die Aufnahme und Etablierung von Beziehungen konstruieren alle drei Autoren Modelle, die erklären sollen, warum das Ich massive Schwierigkeiten aufweist, sich interpersonell zu positionieren. Diese sind untrennbar mit der Ich-Entwicklung, der Abgrenzung von Selbst und Anderem sowie der Kompetenz zur Affektverarbeitung verbunden.

1.3.2.1 Winnicott – Störung der Identität durch Nichterleben von Wirksamkeit

Winnicott postuliert eine für die Entwicklung wesentliche Situation der Begegnung zwischen Baby und Mutter. Entscheidend ist dabei die Sensibilität der Mutter für die jeweils vorhandenen Bedürfnisse und Fähigkeiten des Babys, die es ihr möglich macht, in einer Interaktion abgestimmt zu reagieren (»holding«).

Die Interaktion kann auf zweierlei Weise missglücken: Einmal, wenn die Mutter eine Angst oder ein Bedürfnis des Babys zu spät oder gar nicht wahrnimmt. Das Baby wird dadurch gezwungen zu reagieren und wird dabei aus seinem »going on being« (einfaches *sein* ohne zu reagieren), das normalerweise durch ein »holding environment« (fördernde Umwelt) gewährleistet wird, herausgerissen, was als Verlust der Kontinuität des Seins erlebt wird. Die aufgezwungene Reaktion ist nicht mit einem Empfinden von Urheberschaft und Aktivität und damit einem Wirklichkeitsgefühl verbunden. Das gerade formierte Ich ist völlig überfordert und reagiert mit Desintegration. Die zweite Weise einer fehlgeschlagenen Interaktion besteht darin, dass eine Mutter zu früh reagiert und das Baby mit ihrer überstürzten Aktivität sozusagen überrollt. Dadurch verliert das Baby ebenso das Gefühl, an der Interaktion beteiligt zu sein, sein Wirklichkeitsgefühl geht verloren, weil seine Aggression im Sinne einer erlebten aktiven Handlung, die für das Erleben von Wirksamkeit wesentlich ist, bei dem Vorgang keine Rolle spielt. Häufen sich die beschriebenen Interaktionen, entsteht eine instabile Ich-Organisation, es kommt zur mangelhaften Ausbildung eines integrierten Ich, das über einen psychischen Innenraum verfügt und angstfrei Beziehungen aufnehmen kann. Stattdessen kommt es zum Rückzug. Ein »wahres Selbst« (das sich einer Kommunikation verweigert) besteht neben einem angepassten, willfährigen Ich. Es bildet sich ein »falsches Selbst« (was Winnicott nicht in einem moralisierenden oder wertenden Sinne verstanden hat), welches gefährdet ist, mit einem psychotischen Zusammenbruch zu reagieren.

1.3.2.2 Bion – Störung der Identität durch Flucht vor unerträglichen Gefühlen

Bion bezieht sich auf eine Situation, in der ein Baby mit einer Frustration konfrontiert ist. »Die Brust«, die trösten und eine schwer erträgliche Situation beenden könnte, ist abwesend. In der Arbeit »Eine Theorie des Denkens« führt Bion (1962a) aus, wie durch die Ausbildung eines Denkapparats Frustrationen ausgehalten werden können. Dies ermöglicht den Zugang zur Realität, weil Abwehrmechanismen, die den Realitätsbezug außer Kraft setzen, unnötig werden. Alles hängt davon ab, ob das Kleinkind die Versagung aushalten kann – ob es vor der Situation flieht oder ob es sie verändert: »to fly or to modify«. Die Versagung erzeugt das innere Erleben eines Mangels, einer »Nicht-Brust«. Wenn die Fähigkeit, Frustration auszuhalten, genügend groß ist, wird aus dem Erlebnis der inneren Nicht-Brust ein Gedanke, und es entwickelt sich ein Apparat, um diesen Gedanken zu denken. Gedanken und Denkapparat entstehen also nur durch die Fähigkeit, Frustrationen auszuhalten. Im anderen Fall, wenn vor der Frustration geflohen wird, wird aus der Erfahrung der Nicht-Brust eine »böse Brust«, ein *Ding an sich*, das nur noch »evakuiert« werden kann – durch motorische Abfuhr oder projektive Identifikation.

Dieser erfolgreiche Prozess der Verarbeitung von sonst unerträglichen Emotionen ist auf eine Hilfestellung der Umwelt angewiesen. Bion beschreibt die Rolle einer Mutter, die in der Lage ist, die Projektionen des Säuglings aufzunehmen und sie nicht abzuwehren oder zu verstärken, indem die Mutter selbst ängstlich wird. Eine verständnisvolle Mutter ist zum Beispiel dazu in der Lage, das »Gefühl der Furcht, mit dem ein Baby mithilfe projektiver Identifikation fertig zu werden versucht, selbst zu erleben und dennoch eine ausgeglichene Haltung zu bewahren« (Bion, 1959, S. 117). Durch wiederholte Erfahrungen dieser Hilfestellung bei der Verarbeitung von sonst unerträglichen Emotionen, dem »containing« der Mutter, gelingt der Übergang von der schizoid-paranoiden Position zur depressiven Position, und damit dem Realitätsprinzip. Die Disposition zur Psychose ergibt sich aus dem mangelndem »containing« der frühen Umwelt, was zur Persistenz von Abwehrmechanismen führt, die den Bezug zur Realität verzerren.

1.3.2.3 Lacan – Störung der Identität durch mangelnden Zugang zur symbolischen Ordnung

Lacan konzipiert eine dyadische Beziehung zwischen Mutter und Kind, in der es keine Grenzen, keine Regeln, keine Trennung und kein Anerkennen der »Kastration« im Sinne der Anerkennung eines Mangels und damit keine Überwindung der Omnipotenz gibt. Das Kind lebt in einer archaischen Welt der Lust und des Schreckens. Es hat keinen Bezug zur »symbolischen Ordnung«[2] und deswegen keine Möglichkeit, familiäre und soziale Rollen zu verstehen und einzunehmen. Es verfügt nicht über die Möglichkeit, sich interpersonell zu positionieren und bliebe in einer dyadischen Welt, in einer konflikthaften Zweierbeziehung unrettbar gefangen, wenn nicht der Vater ordnend, verbietend, aber dadurch letztlich befreiend und befriedend eingreift. Das väterliche »Gesetz« (»la loi du père«) trennt das Kind von der Mutter, führt den Mangel ein, aber ermöglicht dadurch den Zugang zu sozialer Integration und stabiler Identität. Lacan lässt es offen, ob dieses Eingreifen des Vaters in die frühe Dyade Mutter-Kind dem klassischen Ödipuskomplex entspricht. Es entsteht der Eindruck, dass bei Lacan die frühe Triangulierung und das spätere ödipale Dreieck nicht scharf unterscheidbar sind.

---

2 Diese besteht aus Signifikanten, die zu Signifikaten in einer geordneten Beziehung stehen und eine Ordnung der Sprache, des Diskurses und der Macht bilden.

Lacan (1981, S. 319) sieht als Disposition eine »Leerstelle« in der »symbolischen Ordnung«, die lange verborgen bleiben kann, bis jemand später (etwa bei Entwicklungsaufgaben) damit konfrontiert wird, sich innerhalb der »symbolischen Ordnung« zu platzieren – zum Beispiel wenn er Vater wird oder eine andere symbolische Position einnehmen will oder muss. Dann führt die beschriebene Disposition zum Ausbruch der Psychose.

1.3.2.4 Vergleichende Betrachtung

Da man davon ausgehen kann, dass die Patienten, die Winnicott, Bion und Lacan behandelten, eine weitgehend gleiche Problematik aufwiesen, könnte es interessant sein zu untersuchen, inwieweit in einer möglicherweise unterschiedlichen Terminologie die gleichen Probleme abgehandelt werden.

Auf den ersten Blick wird deutlich, dass es immer um eine Situation geht, in der eine Notsituation, eine Versagung, eine Abwesenheit entsteht, die die Verarbeitungskapazitäten des Ich überfordert und zu einem Zusammenbruch des Ich oder – was letztlich auf die gleiche Konsequenz hinausläuft – zu einem Zusammenbruch realitätsangepasster Ich-Leistungen führt.

Bion war sehr einflussreich mit seiner These, dass es in einer solchen Situation darum gehe, ob das Baby über ein Denken verfügt. Das ist ein entscheidendes Moment. Durch Denken, durch eine Repräsentanz der Erfahrung erlangt das Baby Kontrolle über sonst unerträgliche Gefühle. Es kann den Abgrund der Abwesenheit des signifikanten Anderen überbrücken, weil es einen innerpsychischen Raum bilden kann, in dem es Zugang zu einer Vorstellung von der Mutter hat und Zuversicht entwickeln kann, dass sie wieder kommt. Es kann sich auch in der Zeit positionieren, die Fähigkeit zu hoffen benutzen und sich auf diese Weise vom Anprall einer unerträglichen Realität schützen. Bions Theorie des Denkens sieht eine Situation der Frustration oder Versagung, in der eine Erwartung scheitert. Die Fähigkeit zu Denken ermöglicht den Schritt vom Lust- zum Realitätsprinzip, von der Illusion zur Wahrnehmung der objektiven Realität. Bei Bion wird die Differenzierung zwischen Ich und Nicht-Ich, zwischen Selbst und Anderem in einem spezifischen Verhalten der Mutter (»containing«) gesehen, die sich nicht von den Ängsten anstecken lässt, sondern diese transformiert und dadurch als ein vom Ich getrenntes Gegenüber erlebt werden kann.

Winnicott hält ebenso die Repräsentanz der Erfahrung, die durch die Abwesenheit der Mutter entsteht, für zentral. Im Gegensatz zu Bion beschreibt er allerdings mit den Übergangsobjekten – zum Beispiel einem Tuch, das als Besänftiger dienen kann, wenn die Mutter abwesend ist – eine vorsprachliche Form der Repräsentanz, die dann vom Denken bzw. der verbalen Repräsentanz abgelöst wird. Jetzt ist es möglich, auch mit Denken und Sprache (»Mama kommt gleich wieder …«) Trennungen zu überbrücken. Auch Winnicott beschreibt den Weg von der Illusion zur Wahrnehmung einer objektiven Realität. Nur die Ermöglichung einer adäquaten Desillusionierung garantiert klare Grenzen zwischen Ich und Anderem und zwischen Einbildung/Illusion und objektiver Realität. Hier ist es wichtig, dass das Kind nicht zu schnell aus dem Zwischenbereich der »primären Verrücktheit«, in der die Illusion herrscht, dass das, was das Kind erschafft, auch wirklich ist, vertrieben wird. Eine Illusion, die durch die Empathie der Mutter, die zur richtigen Zeit am richtigen Ort ist, bereitgestellt wird. Zu dieser adäquaten Desillusionierung gehört auch, dass die Mutter die Angriffe des Babys »überlebt«. Die Mutter darf sich nicht rächen, sie muss einen übergeordneten Standpunkt (»holding«) einnehmen, da das Baby anderenfalls kein Gegenüber hat und sein Verhalten als ansteckend, seine Aggression als allmächtig erlebt, wodurch es die Unterscheidung zwischen Ich und Nicht-Ich, Selbst und Anderer nicht erfahren und realisieren kann. Winnicott geht davon aus, dass der Zwischenbereich (Übergangsraum) zwischen primärer Kreativität und objektiver Realität nicht aufgelöst wird, sondern seine Fortsetzung in Erzeugnissen der Kultur wie Wissenschaft, Kunst und Religion findet.

Bei Lacan, der die Repräsentation wie Bion sprachlich konzipiert, wird die Fähigkeit, Frustrationen auszuhalten, durch einen Dritten, den Vater, ermöglicht, der sozusagen die Werkzeuge (den Zugang zur »symbolischen Ordnung«) beisteuert, um die Realität adäquat zu bearbeiten. Ein Drittes, eine Triangulierung und der »Name des Vaters« (»le nom de père«) sind notwendig, um Grenzen zwischen Ich und Nicht-Ich zu errichten. Vor diesem Eingreifen des Dritten ist die Beziehung zwischen Mutter und Kind, zwischen Ich und Du nicht klar differenziert.

Die Repräsentanz der Erfahrung erschöpft sich nicht darin, Abwesenheit zu bearbeiten und Grenzen zwischen Ich und Anderen zu schaffen, sondern sie ermöglicht darüber hinaus, eine Sache für eine andere zu tauschen, ein Ding für ein anderes stehen zu lassen. Repräsentanz bedeutet nämlich, dass ein Medium verfügbar ist, um sich von der Unmittelbarkeit der Erfahrung zu lösen. Die Entkoppelung von Realität und Vorstellung wird möglich. Durch die Repräsentanz wird ein Drittes im Sinne einer Triangulierung in eine oft als unentrinnbar und unlösbar erscheinende Situation eingeführt, was einen Spielraum mit neuen Möglichkeiten schafft und autonome Tendenzen ermöglicht. Dies ist besonders wichtig, wenn es um die Bearbeitung von Enttäuschungen und Kränkungen geht. Durch symbolische Aktivität kann ein Horizont der Antizipation entstehen, der es möglich macht, sich aus der Enge einer *Eins-zu-Eins*-Situation zu lösen und die Wiedererlangung des Verlorenen oder auch ein neues Ziel, das das Verlorene ersetzen kann, in die Zukunft zu projizieren. Es entstehen Spielräume, die Fähigkeit zu Aufschub und Kompromiss.

Zusammenfassend kann man sagen, dass man bei den referierten Autoren erhebliche Übereinstimmungen feststellen kann. Auf die Frage welche psychischen Werkzeuge erforderlich sind, um eine Abwesenheit der Bezugsperson und Enttäuschungen bewältigen zu können, ohne in psychotische Ängste zu stürzen, lautet die übereinstimmende Antwort: Es müssen Interaktionen glücken, die dem Baby den Zugang zur Repräsentation der Erfahrung ermöglichen.

1.4 Die Ebenen der Repräsentanz – Sach- und Wortvorstellung

Um die Disposition und Pathogenese der Schizophrenie präziser zu beschreiben, ist es notwendig, zwei Ebenen von Repräsentanz zu unterscheiden. Freud (1915e, 1916–17f) führte die folgenden unterschiedlichen Formen der Repräsentation ein: Es gibt zum einen eine präverbale (primäre) Repräsentation der Realität, von Freud als »Ding-« oder »Sachvorstellung« (selten auch als »Objektassoziation«) bezeichnet. Diese konfiguriert das Material des sensorischen Inputs zu einer Form, einer Gestalt. Diese Ding- oder Sachvorstellungen werden in einem zweiten Schritt mit Worten verbunden. Es entsteht die symbolische, die verbale (sekundäre) Repräsentation der Realität. Diese Unterscheidung ist wesentlich, um die Problematik der Psychose von anderen Störungen wie Neurosen und Persönlichkeitsstörungen abzugrenzen. Bei der Psychose ist bereits die präverbale Repräsentation der Realität betroffen. Schizophrenie bedeutet, dass die Verarbeitung der Realität bereits auf der Ebenen der Sach- und Dingvorstellungen bzw. der primären, vorsprachlichen Repräsentation gestört ist. Der Schizophrenie liegen dabei keine symbolischen (verbal) repräsentierten Inhalte zugrunde, die verdrängt wurden und sich dann durch die Symptome einen Ausdruck verschaffen. Dies ist der Fall bei der Neurose. Schizophrenie bedeutet, dass die primäre Repräsentation nicht möglich ist. Freud sprach von einer innerlichen Aufhebung der unbewussten Sachvorstellungen bei der Schizophrenie. Der Abwehrmechanismus bei der Schizophrenie ist nicht die Verdrängung (sprachlich repräsentierter Inhalte), sondern die innere Aufhebung, die Verwerfung (Freud, Lacan), in dem Sinne, dass ein Erleben bereits auf der basalen Ebene der sensorischen Konfiguration und Repräsentation nicht möglich ist. Verwerfung oder innere Aufhebung bezeichnet einen Vorgang, bei dem ein Erleben in einem solchen Ausmaß den Kern des Selbst, die Identität bedroht, dass »so getan wird, als wäre es nie an das Ich herangetreten« (Freud, 1894a, S. 72). Es geht dabei um hoch affektiv besetzte Ereignisse, zum Beispiel um eine Situation, in der jemand einem unerträglichen Verlust, der das Zentrum der Identität berührt, ausgesetzt ist. Die Lösung beim Vorliegen einer Borderline-Organisation wäre die Spaltung, das unerträgliche Ereignis würde dann verleugnet und der unerträgliche Affekt könnte etwa in einen wütenden Angriff gegen einen »Schuldigen« verwandelt werden. Das heißt aber, das Ich kann den unerträglichen Affekt, das unerträgliche Erleben noch davon abhalten, sozusagen ins Zentrum vorzudringen. Es kommt nicht zur Desorganisation des Ich. Es hat sich gerettet und das »heiße Eisen« in die Außenwelt geworfen. Bei der Schizophrenie hingegen ist die Verwerfung der erste Schritt eines Realitätsverlusts und impliziert eine Desorganisation des Ich, woran sich ein Umbau der Realität anschließt. Der Verlust wird auf Kosten des Realitätsbezugs dementiert.

Damit leuchtet ein, warum die Störung der Repräsentation bei der Schizophrenie so tiefgreifend ist und die Ebene des Selbsterlebens und damit die Ebene der Identität betrifft. Bereits die primäre (präsymbolische) Repräsentanz und damit die Konstituierung der Realität einschließlich der Konstituierung des Selbst und des Anderen sind erschwert. Es besteht dadurch das existenzielle Problem, sein Erleben nicht als Selbsterleben konfigurieren zu können. Damit ist es auch unmöglich, seine Wünsche und Motivationen (Triebe) in einer Interaktion oder interpersonellen Situation zu positionieren.

Berücksichtig man diese unterschiedlichen Ebenen der Repräsentation, kann man Winnicotts Konzept des wahren und falschen Selbst (Winnicott, 1959, 1960) der Entstehung der basalen Selbst-Identität zuordnen. Eine Interaktion mit der Mutter entscheidet, ob ein Selbst entstehen kann oder ob dieses den Zugang zur Repräsentation verliert und so keine Möglichkeit besitzt, sich in einer Beziehung zu konstituieren. In diesem Fall kann das eigene Erleben (im Sinn einer primären Repräsentation) gar nicht den Status eines Ich- oder Selbsterlebens erlangen.

Im Konzept von Lacan wird die Selbstkonstituierung ebenfalls in zwei Schritten vollzogen. Im Spiegelstadium entsteht ein integriertes (Körper-)Selbst. Eine personale und soziale Identität kann nur entstehen, wenn das Erreichen der symbolischen Ordnung es erlaubt, sich im sozialen Feld zu platzieren. Nur in der Theorie von Lacan können Probleme ins Sichtfeld gelangen, die *ausschließlich* auf der symbolischen Ebene auftreten, wie die letztlich unmögliche Verortung von Kindern, deren Herkunft unklar ist und die so keinen eindeutigen symbolischen Ort (keine »Adresse« in der Genealogie) besitzen. Lacan (1981) hat am Beispiel einer traditionellen korsischen Familie, die nach Paris umsiedelte, auf die Problematik hingewiesen, die entsteht, wenn eine familiäre Kultur und Sprache zur offiziellen Sprache und Kultur einen zu großen Abstand aufweist. Hier fehlt sozusagen die Übersetzung von der familiären zur sozialen Ebene der Bedeutungen, was unter Umständen bereits vorhandene Identitätsprobleme verstärken und auf die gesteigerte Häufigkeit von Psychosen bei Migration bezogen werden könnte. Damit weist Lacan auf die Möglichkeit einer psychotischen Disposition hin, die nicht auf eine frühe Interaktionsstörung zurückzuführen ist.

Bions Konzept bewegt sich in etwa zwischen diesen beiden Positionen. Für Bion ist der primäre Zustand die Ebene der Beta-Elemente. Diese nicht sprachlich repräsentierten Partikel des Erlebens werden durch die Alpha-Funktion, die Bion mit dem Denken gleichsetzt, auf ein reiferes Niveau gehoben.

Damit lassen sich drei Ebenen unterscheiden, die die Repräsentanz bei der Schizophrenie betreffen:

1) eine Störung der primären, präverbalen Repräsentation, der Bildung von Sach- Dingvorstellungen
2) eine Störung der sekundären, verbalen Repräsentation
3) eine Störung der Beziehung zwischen (primärer) präverbaler und (sekundärer) verbaler Repräsentation

Bei Letzterer hängt die Sprache sozusagen in der Luft, es fehlt der Bezug zwischen präverbaler und verbaler Repräsentation (Wort und Ding). In den Worten Freuds (1916–17f, S. 419): »[B]eim Traume ist der Verkehr zwischen (vbw) Wortbesetzungen und (ubw) Sachbesetzungen frei: für die Schizophrenie bleibt charakteristisch, daß er abgesperrt ist.« Das falsche Selbst bei Winnicott hat zwar Worte (Wortvorstellungen), mit denen es sich an die Sprache der anderen anpassen kann, aber es hat keinen Zugang zu seiner eigenen Realität (Sachvorstellung). Wer die Disposition zur Schizophrenie im Sinne Lacans besitzt, hat kein Symbolverständnis (im Sinne einer Identifikationsmöglichkeit), er oder sie kann bestimmte Signifikanten nicht nutzen, um sein/ihr Erleben (Sachvorstellung) in den allgemeinen Diskurs einzubringen und sich dort zu behaupten.

In der Literatur werden die Begriffe Symbolisierung, Mentalisierung oder Repräsentation häufig synonym verwendet (Deserno, 2006, S. 346).

1.5 Mentalisierung

Die klassischen Konzepte zur Repräsentation bilden zusammen mit Erkenntnissen der Bindungstheorie und Entwicklungspsychologie einen der Grundsteine für Fonagys und Targets Modell der Mentalisierung (Fonagy et al., 2002). Gleichzeitig stellt Mentalisierung eines der wichtigsten Konstrukte der kognitiven Neurowissenschaft dar, welches insbesondere im Bereich der Schizophrenieforschung zentrale Bedeutung erlangt hat (Frith, 1992). Mentalisierung bedeutet, interpersonales Verhalten als Ausdruck psychischer Zustände auffassen und reflektieren zu können. Dabei müssen die individuelle psychische Realität von äußeren faktischen Gegebenheiten »entkoppelt« (U. Frith & C. D. Frith, 2003) und die frühkindliche Vorstellung ihrer Äquivalenz aufgegeben werden (Fonagy et al., 2002). Im kognitiv-neurowissenschaftlichen Bereich wird häufig der Begriff der »Theory of Mind« (ToM) synonym mit dem der Mentalisierungsfähigkeit verwendet. Der Begriff der ToM bezieht sich meist auf die Fähigkeit, Repräsentationen über kognitive psychische Zustände wie Wissen, Glauben oder Intentionen zu bilden, und auf Basis dieser angenommenen mentalen Zustände eigenes und fremdes Verhalten zu verstehen, zu erklären und vorherzusagen (Premack & Woodruff, 1978). Erst mit dem Erwerb der ToM etwa im vierten Lebensjahr wird das Verständnis von falschen Überzeugungen, Lügen, Betrug und Fauxpas, aber auch nicht-wörtlichen Bedeutungen einschließlich Ironie, Sarkasmus und Metaphorik möglich. In der Tradition der französischen Psychoanalyse und Psychosomatik werden emotionale Aspekte vergleichsweise stärker betont: »Mentalisierung« bedeutet hier die Störung der Symbolisierungsfähigkeit emotionaler mentaler Zustände bzw. deren Fehlen im »operativen Denken« (»pensée opératoire«) (Marty & de M'Uzan, 1963). Luquet (1987) beschreibt vier Stufen der Mentalisierung: Primäre Mentalisierung führe zur Ausbildung einer Sachvorstellung als Verbindung einer Sinneserfahrung mit einem affektgeladenen inneren Bild. Dieses basale, handlungsgebundene »primäre Symbol« beruht noch auf Äquivalenz von »Ding an sich« und seiner (Proto-)Repräsentation entsprechend einer »inneren Gleichung« (Segal, 1957); Reflexion ist nicht möglich. »Sekundär-symbolische« Mentalisierungsprozesse schaffen eigentliche Symbole, welche nicht länger sachgebunden, aber noch vorbewusst sind und in Träumen, Kunst oder freien Assoziationen Ausdruck finden. Der bewusste verbale Gedanke stellt die höchste Stufe der Mentalisierungsaktivität dar, muss aber mit den sekundären Symbolen in Kontakt bleiben, um lebendig zu sein (vgl. auch Montag, 2015). Der Mentalisierungsbegriff steht auch in engem Zusammenhang mit dem der Metakognition – also der Fähigkeit des »Denkens über das Denken«. Dieser umfasst einerseits den Aspekt der metakognitiven Selbstkontrolle, also zum Beispiel der Beurteilung, mit welcher Wahrscheinlichkeit eine selbst getroffene Einschätzung richtig oder falsch ist. Andererseits sind sogenannte synthetische metakognitive Funktionen vonnöten, um isolierte subjektive Erfahrungen, Dispositionen und

Überzeugungen des Selbst zu einem identitätsbildenden Narrativ zusammenzufügen. Das Mentalisierunssystem ist also eher für die kognitive, auf Reflexion basierende Komponente sozialer Kognition verantwortlich. Es wird ergänzt durch perzeptive und Resonanzprozesse, welche auch über das Spiegelneuronen- (»mirroring«-)System und das Empathie-Netzwerk (van Overwalle & Baetens, 2009) vermittelt werden. Damit wirken phylogenetisch ältere, wahrnehmungs- und leibnahe sowie emotionale Verarbeitungsprozesse (automatische, »low-level«) mit komplexeren, inferenziellen (kontrollierten, »high-level«) Prozessen zusammen.

1.5.1 Ergebnisse der Säuglingsforschung

Im Folgenden werden einige psychoanalytische Konzepte in Bezug zu einigen Ergebnissen der Säuglingsforschung gebracht und die Entwicklung der Mentalisierungsfähigkeit umrissen. Eine einflussreiche, durch empirische Befunde der Säuglingsforschung gestützte, Entwicklungspsychologie stammt von Daniel Stern (1985). Er unterscheidet folgende Entwicklungsphasen, die – obwohl sie nicht gleichzeitig entstehen – als lebenslang parallel verlaufende Ebenen des psychischen Funktionierens verstanden werden können: Zu Beginn des Lebens entsteht zunächst

1) das Empfinden eines auftauchenden Selbst.
2) Zur Entwicklung eines Kern-Selbst gehören:
   a) Urheberschaft
   b) Kohärenz
   c) Kontinuität des Selbst
3) Das Empfinden eines Kern-Selbst in Gemeinschaft mit anderen umfasst:
   a) das Selbst mit einem das Selbst regulierenden Anderen
   b) das Selbst in Resonanz mit einem Anderen
   c) das Selbst in Gegenwart mit einem Anderen

Nach diesen drei zeitgleich vorhandenen Ebenen folgt dann etwa im Alter von neun Monaten

4) die Empfindung eines intersubjektiven Selbst und dann ab etwa 16 Monaten
5) das verbale Selbst und etwa ab drei Jahren
6) das autobiografische, das narrative Selbst

Bereits Neugeborene zeigen Hinweise auf eine angeborene, »primäre« Intersubjektivität im Sinne einer evolutionsbedingten Orientierung auf Artgenossen, der »virtuelle Andere« ist als implizite Erwartung eines bestimmten Sets an Interaktionen mit der Bezugsperson ebenso angelegt wie das »Ich« als phylogenetisch adaptive Illusion (vgl. S. Bråten in Dornes, 2002). So sind Säuglinge zum Beispiel bereits wenige Stunden postnatal zu reflexhaften Imitationsleistungen (Meltzoff & Moore, 1977) – zumindest zur Imitation der Zungenprotrusion (Ray & Heyes, 2011) – in der Lage, präferieren gesichtsähnliche Stimuli (Johnson et al., 1991) und Bewegungen belebter Objekte (Bertenthal et al., 1984). Affektive Komponenten sozialer Kognition entwickeln sich früher als kognitive. Bereits das Neugeborene verfügt über diskrete emotionale Gesichtsausdrücke wie Freude, Interesse, Ekel oder Distress (Izard, 1985), was darauf hinweist, dass die Basis für emotionale Erfahrungen und deren Expression bereits bei Geburt verfügbar ist (Decety, 2010). Nach drei Monaten kann Blickbewegungen reflektorisch und nach 12 bis 18 Monaten auch willkürlich gefolgt werden (U. Frith & C.D. Frith, 2003). Ab dem sechsten Lebensmonat unterscheiden Säuglinge belebte und unbelebte Objekte anhand von deren Fähigkeit zu selbstgesteuerten Bewegungen und entwickeln damit eine Repräsentation fremder Handlungen als Voraussetzung für die spätere Repräsentation von Intentionen. Die perzeptuellen und interaktionellen Fähigkeiten der »primären Intersubjektivität« werden durch die der »sekundären Intersubjektivität« ergänzt, welche durch das Auftreten eines kooperativen Gewahrwerdens von Personen und Objekten gekennzeichnet ist (Trevarthen & Aitken, 2001). Mit neun Monaten zeigt sich soziale Bezugnahme (»referencing«), das heißt, das Kind übernimmt die emotionale Einstellung der Eltern und repräsentiert somit sowohl das Objekt der elterlichen Intention als auch deren Gefühlszustand. Ab zwölf Monaten beginnen Kinder, fremde Intentionen aus Blickrichtung und Gesten zu schlussfolgern (U. Frith & C.D. Frith, 2003); gemeinsame Aufmerksamkeit (»joint attention«) entwickelt sich zwischen 14 und 24 Monaten (Carpenter et al., 1998). Baron-Cohen und Swettenham (1996) beschreiben, wie metarepräsentationale (ToM-)Fähigkeiten auf der Basis eines »shared attention mechanism« entstehen können. Gleichzeitig fördert die gemeinsame visuelle Aufmerksamkeit auch über den Erwerb einer mentalisierenden Sprache die Fähigkeit zum Perspektivwechsel (Brooks & Meltzoff, 2015). Ab etwa 18 Monaten gelingt es dem Kind, sich selbst im Spiegel zu erkennen und damit die Unterscheidung von Selbst und Anderen. Gleichzeitig zeigen sich ein zunehmend explizites Bewusstsein für fremde Gefühlszustände (Dornes, 2013) und erste prosoziale Verhaltensweisen (Bischof-Köhler, 1994). Das Kind lernt, absichtsvoll die Perspektive des Gegenübers zu übernehmen, was auch daran deutlich wird, dass Kinder bereits ab 18 Monaten Mitleid mit Anderen zeigen, selbst dann, wenn keine emotionalen Schlüsselreize präsentiert werden (Vaish et al., 2009). Bis zum zweiten Lebensjahr sind die meisten Kinder in der Lage, über Gefühle zu reden und wahrgenommene Emotionsausdrücke zu benennen (Decety, 2010) sowie fremde Wünsche und Intentionen (aber nicht deren repräsentationale Grundlage) zu verstehen (Fonagy et al., 2002, S. 244ff.). Obwohl einige Studien an Säuglingen bereits auf ein implizites Verständnis von falschen Überzeugungen ab der Mitte des zweiten Lebensjahres hinweisen (Onishi & Baillargeon, 2005; Buttelmann et al., 2014), sind Kinder gewöhnlich erst ab dem vierten Lebensjahr in der Lage, explizit und damit verbal falsche Überzeugungen zu repräsentieren (Wellman et al., 2001). Dies gilt als Beweis für den erfolgreichen Erwerb einer »repräsentationalen« Theory of Mind (Wimmer & Perner, 1983). Ab dem sechsten Lebensjahr gelingt auch das Lösen von »False-belief«-Aufgaben höherer Ordnung (die z.B. Vorstellungen eines Kindes darüber erfordern, was eine andere Person über das Denken einer Dritten weiß oder nicht weiß) (Miller, 2009).

1.5.2 Das Entwicklungsmodell des Mentalisierens

Fonagy und Target (1997) fokussieren die primären Objektbeziehungen der ersten Lebensjahre als ausschlaggebend für die Entwicklung der Mentalisierungsfunktion. In ihrem Entwicklungsmodell wird Mentalisierung als eine ausschließlich in der Interaktion mit ausreichend feinfühligen primären Bindungspersonen zu erwerbende Funktion beschrieben, welche nicht losgelöst von intersubjektiven und emotionalen Prozessen gedacht werden kann. Gergely und Watson (1996) beschrieben erstmals den »sozialen Biofeedback«-Prozess der »markierten« mütterlichen Affektspiegelung. Dieser interagiert mit der Entwicklung des kindlichen Spiegelneuronensystems (Nyström, 2008; Cook et al., 2014). Durch die Spiegelung der zunächst unwillkürlichen Emotionsäußerungen des Säuglings im Gesicht der Mutter entdeckt der Säugling Kontingenzen zwischen seinen eigenen Emotionsäußerungen und deren Abbild im Gesicht der Mutter (Gergely & Watson, 1996). Die Mutter lässt durch ihren leicht verfremdeten, »markierten« Emotionsausdruck erkennen, dass sie analog, aber nicht identisch mit dem Säugling, fühlt. Die mütterliche Repräsentation des kindlichen mentalen Zustandes wird vom Säugling wahrgenommen, internalisiert und mit Vorstellungen über den eigenen Zustand abgeglichen. Durch die »Markierung« als Differenzerfahrung können sekundäre Repräsentationen entstehen, die die Unterscheidung zwischen Selbst und Anderem, innerer und äußerer Realität, in sich tragen. In der Folge erlebt der Säugling Gefühle als interpersonell geteilte Zustände und lernt, eigene affektive Erfahrungen mithilfe der resonanten Reaktionen, die sie in anderen hervorrufen, zu differenzieren (Decety, 2010). Der Säugling erlebt sich als aktiver Urheber emotionsregulierender Interaktionen – die Grundlage für die spätere Erfahrung von Selbstregulation und Urheberschaft. Die frühe Interaktionserfahrung wird als prozedurales Wissen im impliziten Gedächtnis bewahrt und stellt ein inneres Arbeitsmodell (Bowlby, 1973) oder Schema für zukünftige Bindungsbeziehungen zur Verfügung. Stern (2010) nennt diese präverbalen Repräsentationen »RIGs« (»representations of interactions that have been generalized«, Wahrnehmungs-Affekt-Handlungsmuster).

Hobson (2002, S. 90) fasst folgende Entwicklungsschritte, die die Fähigkeit des Denkens führen, wie folgt zusammen: Im ersten Schritt nimmt das Baby Kontakt zu einem anderen Menschen oder einem Ding auf, um mit ihm zu agieren bzw. interagieren. Im zweiten Schritt beginnt es die Haltung zu erfassen, die der andere zu Ereignissen und Dingen einnimmt. Das Kind versteht damit noch nicht, dass der andere ein Bewusstsein hat. »Im dritten und letzten Schritt, der ins Reich des Denkens führt« (ebd., S. 234) kann das Kind die Perspektive anderer nachvollziehen und weiß dabei auch, dass das deren Perspektive ist. Das Kind ist in der Welt der verbalen Symbole angekommen.

Die Entwicklung der Mentalisierung setzt sich bis ins Erwachsenenalter fort und ist dabei eng an die Reifung von exekutiven Funktionen, inhibitorischer Kontrolle und Emotionsregulation gekoppelt (Fonagy et al., 2002; Decety, 2010). Repräsentationsprozesse unterliegen dabei einer zunehmenden Differenzierung und Abstraktion. Prozesse der sekundären Repräsentation bzw. deren Versprachlichung sind die Voraussetzung für metakognitive Funktionen, also unter anderem dafür, mentale Prozesse beim Selbst und bei Anderen auf einer abstrakten Ebene zum Gegenstand der Betrachtung zu machen und biografische Narrative zu konstruieren. Mit der zunehmenden Fähigkeit zur Dezentrierung wird auch Selbsttranszendenz möglich.

1.5.3 Modi des Mentalisierens

Fonagy und Target (1996) unterscheiden im Entwicklungsverlauf mehrere Modi psychischen Funktionierens: Der früheste, »teleologische« Modus beschreibt eine zielorientierte Wahrnehmung sozialer Kontingenzen unter Bezugnahme auf ein Verhaltensziel, während mentale Zustände noch nicht repräsentiert werden. Die Umwelt muss für das Kind »funktionieren«. Ab etwa anderthalb Jahren bildet sich der »Äquivalenzmodus« aus, demgemäß das Kind noch davon ausgeht, dass seine inneren Vorstellungen vollständig der Realität entsprechen. Die Fähigkeit zur »Entkopplung« imaginierter mentaler Zustände von der objektiven Realität wird mit dem »Als-ob-Spiel« des zweiten Lebensjahres weiter geübt, wobei nun die Fähigkeit zur Differenzierung realer Gegebenheiten von deren mentaler Repräsentation erkennbar wird (Leslie, 1987): Im »Als-ob-Modus« unterscheidet das Kind nun die imaginierte Welt des Spiels von der äußeren Realität – beide beziehen sich aber noch nicht aufeinander. Zunächst koexistierend, werden »Äquivalenz-« und »Als-ob-Modus« schließlich etwa im Alter von vier Jahren im Reflexionsmodus integriert (Fonagy & Target, 1996; Fonagy et al., 2002, S. 272) – mentale Zustände können nun als bloße Abbilder, als Repräsentationen der Realität wahrgenommen werden. Das Kind kann sich nun nicht nur als (motorisch) effektiver, sondern auch als von inneren Vorstellungen und Intentionen geleiteter »Urheber« erleben (Fonagy et al., 2002, S. 255). Der Begriff der »Reflexionsfunktion« dient der Operationalisierung aller Prozesse, die der Mentalisierungsfähigkeit zugrunde liegen. Sie unterscheidet sich insofern von der Introspektion, als dass sie eine automatische und unbewusste Interpretation menschlichen Handelns unter intentionalen Gesichtspunkten darstellt. Introspektion hingegen bedeutet die Anwendung der Theorie des Mentalen auf das Selbst (ebd., S. 35) und wird als phylo- wie auch ontogenetisch sekundärer Prozess diskutiert (Carruthers, 2009).

Was aber bedeutet das für das Verständnis der Schizophrenie?

1.5.4 Mentalisierungskonzept und Verständnis psychotischer Störungen

Das Konzept der Mentalisierung und die daraus abgeleitete Mentalisierungsbasierte Psychotherapie wurden zunächst überwiegend in der Behandlung von Menschen mit schweren Persönlichkeitsstörungen angewendet (Bateman & Fonagy, 2015). Für die Behandlung von Menschen mit Psychosen ergeben sich Gemeinsamkeiten, aber auch spezifische Unterschiede. Fonagy und Kollegen (1993) zufolge umfassen Mentalisierungsstörungen nicht nur die inhaltliche Verzerrung mentaler Repräsentationen, sondern auch Hemmungen bestimmter Modi psychischen Funktionierens an sich. Diese können akut, in Phasen von erhöhtem Stress oder Arousal, oder entwicklungsbedingt und chronisch auftreten. Die Manifestationsformen gestörten Mentalisierens bei Patienten mit Psychosen sind in der Regel ausgeprägter und anhaltender als bei Patienten mit anderen strukturellen Störungen; es muss zudem von weiteren Störungskomponenten und einer größeren Heterogenität hinsichtlich Ätiologie und Symptomausprägung ausgegangen werden.

Störungen der Mentalisierungsfunktion sind Teil eines breiteren, in einer Fülle von Studien nachgewiesenen Spektrums sozial-kognitiver Störungen bei Patienten mit Schizophrenie. Diese gehen hinsichtlich ihres Einflusses auf die Alltagsfunktion der Patienten weit über die Schwierigkeiten hinaus, welche durch allgemeine kognitive Störungen verursacht werden (Fett et al., 2011; Schmidt et al., 2011). Die bei Patienten mit Schizophrenie gefundenen sozial-kognitiven Auffälligkeiten können auf verschiedenen Verarbeitungsebenen auftreten:

1) *Probleme beim Verständnis mimischer und gestischer sozialer Signale, insbesondere bei der Emotionserkennung:* Die Interpretation von Gesichtsausdrücken und Gesten ist häufig weniger akkurat und nicht mehr »selbstverständlich«. Emotional neutrale Gesichtsausdrücke werden oft auch als nicht-neutral bzw. eher negativ angesehen und lösen vegetative Reaktionen aus. Manchmal werden emotionale Signale aus dem Kontext gerissen und dadurch fehlinterpretiert (Savla et al., 2013; Barkl et al., 2014).
2) *Gestörte ToM (Brüne, 2005), das heißt Probleme bei der Zuschreibung und Reflexion fremder mentaler Zustände:* Das Erleben wie auch das Verhalten anderer kann nicht mehr verstanden, erklärt oder antizipiert werden.
3) *Kognitive Verzerrungen wie vorschnelles Urteilen, erhöhte Urteilssicherheit und ein external-personaler Attributionsstil:* Diese Eigenschaften werden zusammen mit den reflexiven Aspekten der ToM als Störungen der Metakognition, also des Nachdenkens über Denkprozesse angesehen. Im Einzelnen bedeutet das, dass bei Menschen mit Psychosen oft eine Tendenz zu überstürzten Urteilen bei mangelnder »Beweisaufnahme« und eine inadäquate Sicherheit hinsichtlich eigener Interpretationen von Ereignissen trotz widersprechender Fakten oder offensichtlicher Irrtümer vorliegen. Dass man selbst Denkfehlern oder Fehlerinnerungen unterliegen könnte, kann kaum akzeptiert werden. Ereignisse werden eher anderen Personen oder externen Einflüssen zugeschrieben als sich selbst, den Umständen oder dem Zufall. Diese Prozesse können bei der Entstehung und Aufrechterhaltung von Wahnsymptomen eine Rolle spielen (Moritz & Woodward, 2007).
4) *Die fehlende Fähigkeit zur Dezentrierung oder zum Perspektivwechsel, also des Vermögens, sich mental in die Position des anderen hineinzuversetzen oder das eigene Erleben aus einer distanzierten Beobachter- oder »Meta«-Position zu betrachten:* Dies stellt häufig einen Kernaspekt dar (Langdon

et al., 2001). Hier sei an den Verlust der Fähigkeit zum »Überstieg« in der apophänen Situation erinnert (Conrad, 1958).

5) *Mangelndes soziales Wissen:* Dieses kann auf impliziter Ebene dazu führen, dass gegen gängige interpersonelle »Spielregeln« verstoßen wird, dass diese unvertraut werden oder plötzlich Nachdenken erfordern. Auf expliziter Ebene macht sich manchmal der langjährige soziale Ausschluss psychotischer Menschen bemerkbar (Stanghellini, 2000).

6) *Eine Reihe von Einzelsymptomen der Schizophrenie kann möglicherweise durch Störungen der Mentalisierungsfunktion erklärt werden*[3]*:* Dabei muss zwischen dem vollständigen Fehlen der Fähigkeit zur sekundären Repräsentation mentaler Zustände (Metarepräsentation) und der inhaltlichen Verzerrung einer Metarepräsentation unterschieden werden: Es gibt Patienten, bei denen die Fähigkeit zur Metarepräsentation sehr erschwert oder aufgehoben ist: Klassische, damit verbundene Symptome sind zum Beispiel Konkretismus, aber auch das Fehlen des Bewusstseins über eigene Intentionen bei schwerer Negativsymptomatik. Auch wenn die Fähigkeit zur Metarepräsentation intakt ist, kann deren Inhalt dennoch durch vereinfachendes oder unzutreffendes Schlussfolgern über mentale Zustände verzerrt sein. In diesem Fall bedingt »Untermentalisieren« unter Umständen erhebliche Schwierigkeiten in der Interaktion mit Anderen. Mimische Ausdrücke oder soziale Gesten nicht korrekt zu erkennen, falsche Schlussfolgerungen über innere Zustände anderer Personen zu ziehen oder auch kontextuelle Informationen einer sozialen Situation nicht adäquat verwerten zu können, kann aber auch dazu führen, dass die Intentionen des Gegenübers in übermäßiger Weise fälschlich als bösartig interpretiert werden. Insbesondere das Vorliegen einer so genannten »Hyper-Theory-of-Mind« bzw. eines »Übermentalisierens« sind mit der Entstehung von Beziehungs- und Verfolgungswahn in Zusammenhang gebracht worden (Abu-Akel & Bailey, 2000; Frith, 2004).

---

3 Die einflussreiche Theorie von Frith (1992, 2004), die diesen Vorstellungen zur Symptomgenese zugrunde liegt, muss mittlerweile aufgrund ihres ausschließlichen Bezuges auf Metarepräsentation differenzierter betrachtet werden. Andere Autoren betonen, dass für die meisten alltäglichen sozial-kognitiven Akte, wie das Erkennen von Emotionen aus Gesichtern, keine Metarepräsentation im Sinne von »sozialer Metakognition« notwendig ist, da Intentionen und Emotionen durch ihre »verkörperten« Aspekte (Gallese, 2013) oder gestalthaft-direkt (Gallagher, 2008; Newen et al., 2015) wahrgenommen werden können. Im Bereich der Schizophrenie ist sowohl die perzeptive als auch die reflexive Ebene der sozialen Kognition beeinträchtigt (vgl. auch Kapitel 1.3 und 1.4).

7) *Einer Psychose vorauslaufende Störungen des Mentalisierungsvermögens oder der Repräsentation:* Diese werden von vielen psychoanalytischen Autoren angenommen, sind aber aufgrund der Seltenheit longitudinaler Studien an Kindern schwer nachweisbar (Schiffman et al., 2004). Dennoch deutet die Mehrzahl der Untersuchungen an Personen mit genetischem Psychoserisiko diesbezüglich auf diskrete Einschränkungen im Sinne einer bestehenden Vulnerabilität (Lavoie et al., 2013).

Fonagy beschreibt, wie insbesondere in Situationen hohen Arousals Defizite des Mentalisierungsvermögens zutage treten, wobei es zu einem Rückgriff auf ontogenetisch ältere Mentalisierungsmodi kommt. So könnte das auf reine Wunscherfüllung eingeengte Erleben eines Patienten mit einer akut verschlechterten Hebephrenie dem »teleologischen Modus« oder die Verwendung von gelernt wirkenden, psychologisierenden Termini ohne Verbindung zum inneren Erleben auch bei psychotischen Patienten dem »Als-ob-Modus« entsprechen. Dennoch darf nicht vergessen werden, dass das Mentalisierungskonzept ursprünglich zur Behandlung von Patienten mit schweren Persönlichkeitsstörungen entwickelt wurde. Eine unhinterfragte Übertragung zum Beispiel des Konzeptes des »Äquivalenzmodus« auf psychotische Symptome erscheint hier sowohl spekulativ als auch verkürzt. Fonagy und Kollegen (2002, S. 265) zitieren Searles (1983), dem gemäß die Haltung des Kleinkindes im Äquivalenzmodus sich insofern »von derjenigen des Psychotikers« unterscheide, »als das Kind eher dazu neigt, ›den Geist an die Welt‹ anzupassen, als ›die Welt an den Geist‹«. Bei einem Patienten mit Borderline-Persönlichkeitsorganisation mag es im Zuge eines affektgeladenen Geschehens zu einer Gleichsetzung (Äquivalenz) der Repräsentation einer Befürchtung mit der einer selektiv wahrgenommenen Realität kommen. Bei einem psychotischen Menschen kann die gleiche affektive Anspannungssituation zum Verlust der Fähigkeit zur Repräsentation an sich führen – zur Aufhebung der Sachvorstellung im Sinne Freuds. Diese Unterscheidung ist essenziell. Die beschriebenen Spielarten beeinträchtigten Mentalisierens mögen für das Verständnis der Entstehung verschiedener Symptome und den therapeutischen Umgang damit überaus nützlich sein – allerdings erklären die hier skizzierten, überwiegend auf sekundären Repräsentationsprozessen basierenden bzw. kognitivistisch interpretierten Mechanismen noch nicht, warum es zu einem derart durchgreifenden (wenn auch oft selektiven) Verlust der Realitätsprüfung und des intersubjektiven Bezugs von Selbsturheberschaft und Meinhaftigkeitserleben kommt. Im Folgenden werden daher drei weitere, von der Mentalisierungstheorie berührte Felder betrachtet, die für die Psychosebehandlung besonders relevant erscheinen.

1.6 Urheberschaft und Schwächung der subjektiven Selbsterfahrung

Wie im Entwicklungsmodell der Mentalisierung beschrieben, entsteht die Vorstellung eines abgegrenzten Selbst als »intentionaler Urheber« im Verlauf der frühen Eltern-Kind-Interaktion. Möglicherweise korrespondiert die in der phänomenologischen Tradition beschriebene Störung des basalen Selbsterlebens (Blankenburg, 2012), also eine zunächst schwer fassbare, subtile Veränderung des Erlebens von Subjektivität bei Schizophrenie, mit einer unzureichend geglückten Bewältigung dieses frühen Entwicklungsschrittes im Zusammenhang mit eher biologisch determinierten Faktoren (Postmes et al., 2014; Nelson et al., 2014a, 2014b). Die hier gemeinte Schwächung der präreflexiven, leiblich verankerten (interozeptiven, propriozeptiven, kinästhetischen) Gegebenheit des basalen Selbstgewahrseins (»Ipseität«) und damit der Welterfahrung aus der Perspektive der 1. Person, könnte den spezifischen Kern der Vulnerabilität für Schizophrenien darstellen (Sass & Parnas, 2003; Fuchs, 2015). Im Gegensatz zum reflexiven Selbsterleben erfordert diese primordiale Selbsterfahrung keine Trennung von erlebtem und erlebendem Selbst oder eine konzeptuelle oder sprachliche Repräsentation. Der Körper ist das Zentrum der Erfahrung und Medium der Aneignung der Welt; Bedeutung erwächst aus den Handlungsmöglichkeiten, die sich mit der Objektwahrnehmung zugleich offenbaren (Stanghellini, 2009).

Störungen der Selbsterfahrung bei Schizophrenie sind daher nicht mit den intentionalen Störungen eines bewussten Selbst in Bezug auf sich und seine Objekte gleichzusetzen, sondern werden eher mit basalen Veränderungen der Wahrnehmungsorganisation, einschließlich intermodaler und sensomotorischer Integrationsleistungen (z. B. für Wahrnehmung und Handlung, innere und äußere Perzepte, Stimuli unterschiedlicher Sinnesmodalitäten, Gefühle und Gedanken), also unbewusster, automatischer, »präintentionaler« Vorläuferprozesse in Verbindung gebracht. Diese können zum Beispiel das implizite Gewahrsein des körperlichen Selbst und die intuitive Gestaltwahrnehmung erschweren, die Kohärenz von Selbst- und Objektrepräsentationen stören und letztlich eine Reorganisation der Wahrnehmung im Sinne der Wahnbildung nach sich ziehen (Mishara, 2007; Uhlhaas & Mishara, 2007). Die Integration multisensorischer, exterozeptiver (z. B. gleichzeitig zu sehen und zu fühlen, wie die eigene Hand berührt wird) und interozeptiver (z. B. eigene Temperatur und Herzschlag wahrzunehmen) Wahrnehmungsinhalte ist Voraussetzung für die An-»Eignung« des körperlichen und emotionalen Selbst und die Unterscheidung von »Selbst« und »Anderem« (Tsakiris, 2016). Spezifische Auffälligkeiten bei der intermodalen

Wahrnehmungsintegration werden zum Beispiel bereits bei erst acht Monate alten Kindern psychotischer Eltern in Bezug auf soziale Interaktionserfahrungen berichtet (Gamma et al., 2014).[4] Schizophrenie ist unter anderem aus diesem Grund auch als Integrationsstörung bezeichnet worden (Sato, 2006). Das Erleben von Selbstpräsenz, Einheit, Begrenzung, Kohärenz, zeitlicher Kontinuität sowie der lebendige Kontakt mit der Realität sind erschwert.

Der Verlust des basalen Selbstgefühls, der sonst selbstverständlichen Einheit aus Wahrnehmen und Handeln, kann auch dazu führen, dass im Prodromalstadium normalerweise implizite körperliche Funktionen explizit werden (Automatismenverlust) und zwanghaft reflektiert werden müssen (»Hyperreflektivität«) oder dass sich die Desintegration des intentionalen Bogens bzw. übergreifender Handlungsabläufe als eine pathologische Explikation von Handlungsfragmenten manifestiert (Fuchs, 2015).

> Eine Patientin beachtet beispielsweise ängstlich ihren Herzschlag, da ihrer Ansicht nach jede Unaufmerksamkeit dazu führen könne, dass ihr Herz stehenbleibe. Ein Patient hört auf zu trinken, weil es ihm beunruhigend erscheint, danach »eine Flüssigkeit auszuscheiden«.

Gehen die Unterscheidungsfähigkeit zwischen Selbst und Anderem, das Erleben von Meinhaftigkeit und Urheberschaft, vollständig verloren, kann die Externalisierung solcher Erlebnisse zum Auftreten klinischer Ich-Störungen und Halluzinationen führen.

Stanghellini (2009) spricht von »Disembodiment«-Störung: Aber nicht nur der Körper wird »objektiviert«, »entseelt« und zum unselbstverständlichen Gegenstand der Reflexion aus der Perspektive der 3. Person (somato-psychische Depersonalisation), auch das seelische Erleben kann durch eine rein abstrakte Betrachtung »entkörpert« sein (auto-psychische Depersonalisation). Denkprozesse und Worte können objektähnliche Qualitäten annehmen. Hier ergeben sich Parallelen zu Freuds Theorie einer Überbesetzung von Wortvorstellungen und deren Trennung von der leiblich-emotionalen Sachvorstellung in der akuten Psychose.

> Eine Patientin berichtet, sie sei ein »Knochengerüst«, sie könne die Funktion der Gelenke gar nicht verstehen. Ein junger Mann sieht die Welt

4 Hierbei bleibt allerdings unklar, ob es sich um einen primär biologisch determinierten Zusammenhang oder die Folge verminderter elterlicher Sensitivität und Responsivität handelt (Gamma et al., 2014). Adoptionsstudien sprechen durchaus für einen hohen Einfluss von Umweltbedingungen (Roisko et al., 2014).

lediglich als Abbild durch die »Kamera« seiner Augen. Ein anderer Patient verliert sich in philosophischen Erörterungen über »das Selbst«. Ein junger Grafiker in seiner ersten psychotischen Episode denkt zwanghaft darüber nach, was einen begabten Künstler denn ausmache, hat aber seit Monaten nichts mehr gezeichnet.

1.7 Störungen verkörperter Interpersonalität: »Zwischenleiblichkeit«

Ebenso wie das Gewahrsein des Selbst unterliegen das Gewahrsein des Anderen und die Beziehung zu ihm Verkörperungsprozessen, die unter Umständen auf geteilten neuralen Repräsentationen für wahrgenommene und ausgeübte (intentionale) Handlungen (vgl. »perception-action model«; Preston & de Waal, 2002), »shared representations« (Gallese, 2003) und der entsprechenden Entwicklung des Spiegelneuronensystems (Rizzolatti et al., 1996; Cook et al., 2014) basieren. Begriffe wie »Zwischenleiblichkeit« (»intercorporéité«) (Merleau-Ponty, 1959), »virtuelles Ko-Enactment« (Bråten, in Dornes, 2002), »Embodiment« und »Embodied Simulation« (Gallese & Sinigaglia, 2011) postulieren unbewusste, intuitive Prozesse verkörperter Interpersonalität. Dornes (2002) beschreibt unter Bezug auf Bråten eindrucksvoll, wie ein Säugling durch diesen Prozess passiver und *aktiver* Teilhabe nicht nur an Fürsorge-, sondern auch an Misshandlungen partizipiert (d. h. die Wahrnehmung des schlagenden Arms führt zu einer Handlungsrepräsentation im prämotorischen Cortex des Opfers). Er zeigt ferner, dass aufgrund solcher Erfahrungen später der Prozess des automatischen Mitschwingens blockiert und der Körper des Kindes von dem »des virtuellen Anderen abgespalten« werden kann, um ein Wiedererleben der Misshandlung (oder möglicherweise eines massiv intrusiven Verhaltens) zu verhindern. Momentan ist noch unklar, welche Rolle solche Prozesse bei Psychosen spielen. Bei Psychosepatienten erscheint die gewohnte zwischenleibliche Beziehung zu Anderen oft reduziert, blockiert oder subjektiv unvertraut – die spontanen körperlichen und emotionalen Abstimmungsvorgänge (»attunement«), die die intuitive Zuschreibung sozialer Bedeutungen mitbegründen, sind erschwert (Fuchs, 2015). In der Katatonie könnte es hingegen auch zu einer Enthemmung von Resonanzprozessen kommen (Echophänomene; Mehta et al., 2013). Befunde zu Störungen von Resonanz- und »Embodiment«-Prozessen wurden daher mit Dysfunktionen des Spiegelneuronensystems bei Schizophrenie in Verbindung gebracht (Rizzolatti et al., 1996; Sestito et al., 2015). Dies wird allerdings noch diskutiert (McCormick et al., 2012; Horan et al., 2014), wenngleich Hinweise auf eine Dysfunktion (Brown et al., 2016; Möhring et al., 2015) zunehmen. Der Zusammenhang von vermuteten Auffälligkeiten im Bereich des Spiegelneuronensystems mit der sozialkognitiven Funktion psychotischer Patienten ist ebenfalls noch nicht sicher belegt (Mehta et al., 2014). Im Kontrast zu den eher auf gestörter Metarepräsentation basierenden Theorien (Frith, 1992) erscheint aber die Beobachtung wichtig, dass manche Patienten zwar verschiedene Hypothesen über intentionale Zustände anderer Personen generieren können, aber nicht in der Lage sind, intuitiv-präreflektive Informationen bei deren Selektion miteinzubeziehen (Salvatore et al., 2007), was zu einer Entscheidung auf Basis anderer Kriterien (z. B. Erwartung von Bedrohung) und damit zum »Übermentalisieren« führen könnte. Auf klinischer Ebene ergibt sich ein nicht erlebbares Spannungsfeld zwischen dem Fehlen des selbstverständlichen Eingebettetseins in zwischenmenschliche leib-seelische Resonanzprozesse einerseits und der intrusiven Gewalt von Affektansteckung und Fremdbeeinflussungserleben andererseits. Verminderte intersubjektive Resonanz mag darüber hinaus zu sekundären Störungen sozialer Interaktionsprozesse, zu negativen Interaktionserfahrungen und zur Gefahr der Stigmatisierung beitragen.

Kehren wir zurück zu den oben beschriebenen psychoanalytischen Theorien der Entwicklung des Selbst, die aus der Praxis der Psychosenbehandlung entstanden sind, so wird deutlich, dass sich die vermutete Vulnerabilität für psychotische Erkrankungen am ehesten auf die Ausbildung primärer (präsymbolischer) Repräsentanzen und die Konstituierung des Selbst und der Realität beziehen muss. An dieser Stelle zeigt sich unserer Meinung nach bezogen auf die Bedeutung von Urheberschaft und die Schwächung der subjektiven Selbsterfahrung eine Konvergenz der sonst oft gegensätzlichen Denkansätze der Psychoanalyse, der Phänomenologie und der Neurowissenschaft und damit der Perspektiven der 1., der 2. und der 3. Person.

Bereits Winnicott (1950, 1952) beschreibt Störungen, die man auf die Entstehung des Kernselbst beziehen könnte. Er betont die Integration des Ich mit der Entstehung von Zeit und Raum sowie den Einzug der Psyche in den Körper, was eine Nähe zum Konzept des »Embodiment« aufweist. Seine Theorie der Rolle des aggressiven Anteils in der Interaktion kann man gut auf das Konzept der Urheberschaft beziehen. Die Mutter ermöglicht dem Baby durch ihre Empathie das Gefühl der Wirksamkeit. Dieses Gefühl ist eine Bedingung für das Erleben von Wirklichkeit, für den Realitätsbezug und für die subjektive Selbsterfahrung (Ebene der Selbsturheberschaft). Lacan (1981) hingegen bezieht die Wirkmächtigkeit eher auf die Sprache und das Sprechen. Bei der Schizophrenie gelingt es nicht, das Wort zu ergreifen (»prendre la parole«) und sich als Sprecher zu behaupten (Lacan, 1981, S. 285). Daran angelehnt beschreibt Bollas (2015, S. 113) die mangelnde linguistische Subjektivität (»linguistic subjectivity«) – das Scheitern, innerhalb der Sprache als Sprecher wirksam zu werden.

Aus entwicklungspsychologischer Sicht beschreiben Fonagy und Kollegen (2002, S. 212ff.) fünf Ebenen der Urheberschaft des Selbst, nämlich die physische, soziale, teleologische, intentionale und repräsentationale Ebene. Nach Target und Fonagy (1996) ist die »Unperfektheit« (also »Markierung«) der mütterlichen Spiegelung Voraussetzung für die Repräsentation eigener mentaler Zustände. Spiegelt die Mutter die kindlichen Affekte zwar kongruent, aber »unmarkiert«, wird der Säugling den wahrgenommenen Affekt der Mutter und nicht sich selbst zuschreiben. Wird hingegen markiert, aber inkongruent oder verzerrt gespiegelt, wird der Säugling seinen Gefühlszustand ebenfalls verzerrt repräsentieren – in Anlehnung an Winnicott (1965) entsteht so ein »falsches Selbst«, welches im »Als-Ob« und ohne Verbindung zu seiner emotionalen Basis verbleibt (Fonagy et al., 2002, S. 203). In beiden Fällen wird das Selbst des Kindes in hohem Maße von den Repräsentationen anderer abhängig bleiben, es wird seine »Intentionalität weiterhin in der Psyche des anderen suchen und finden« (ebd., S. 204f.). Während diese pathogenetischen Prozesse als entscheidend bei der Entstehung von Persönlichkeitsstörungen postuliert werden und damit nicht spezifisch zu sein scheinen, könnten sie bei später psychotischen Menschen zu den oben genannten basaleren Integrationsstörungen hinzutreten und zu einer weiteren Schwächung des Ich führen, die wiederum eine psychotische Dekompensation begünstigen kann. Auch ist vorstellbar, dass zum Beispiel extreme Vernachlässigung, also das völlige Fehlen eines spiegelnden Gegenübers (man denke an eine abwesende, akut psychotische oder schwerst depressive Mutter), schon die primäre Repräsentation von Selbst und Anderem bzw. des Selbst als Urheber verunmöglicht.

Mentalisierungsfähigkeit setzt geglückte Erfahrungen bereits im Bereich der präverbalen Interaktion voraus. Diese machen eine Konstituierung des Selbst und die Etablierung einer Grenze zwischen dem Selbst und dem Anderen und damit schließlich auch eine repräsentationale ToM erst möglich. Mit Blick auf das Mentalisierungsmodell bleibt an dieser Stelle herauszustellen, dass die Behandlung von Menschen mit Psychosen eine hierarchisch mehrstufige Diagnostik und Intervention beinhalten muss, die auch die frühesten Stadien der Entwicklung des präreflexiven Selbst und seiner Urheberschaft berücksichtigt. Letztere stellen wichtige parallele Ansätze zur Beschreibung und neurowissenschaftlichen Erklärung der besonderen dilemmatischen Struktur psychotisch Erkrankter zur Verfügung, von der weiter unten die Rede sein wird (vgl. Kapitel 1.8).

1.8 Emotionserleben und Emotionsverarbeitung

Die Entwicklung der Mentalisierungsfähigkeit ist auf eine ausreichend sichere Bindungsbeziehung angewiesen. Auch wenn es nur wenige Untersuchungen zur prämorbiden Repräsentation von Bindung bei später psychotischen Menschen gibt, weisen schizophren Erkrankte häufiger einen unsicheren Bindungsstil auf (Berry et al., 2007) und berichten etwa dreimal häufiger als Gesunde über negative Kindheitserfahrungen wie Missbrauch, Vernachlässigung oder Verlust eines Elternteils (Varese et al., 2012). Unsichere – verstrickte oder vermeidende – Bindungsstile bestimmen wiederum die interpersonelle Strategie, die ein Individuum wählt, um negative Affekte und Stress zu regulieren, und wirken sich so auch auf Art und Inanspruchnahme einer therapeutischen Beziehung aus (Gumley et al., 2013). Mentalisierungsfunktion und Emotionsregulation unterliegen normalerweise einer positiven, sich gegenseitig verstärkenden Wechselwirkung. Bei Patienten mit Psychosen sind häufig Störungen der Emotions- und Selbstregulation und eine erhöhte Stresssensitivität nachweisbar, welche insbesondere in sozialen Situationen spürbar wird (Myin-Germeys & van Os, 2007; Achim et al., 2011; O'Driscoll et al., 2014). Das Innere Arbeitsmodell der Bindungsrepräsentation bestimmt, ob Emotionen – implizit und automatisch – zum Beispiel durch Aktivierung des Bindungssystems oder durch Rückzug und Affektvermeidung reguliert werden. Menschen mit Psychosen greifen häufiger auf Strategien der Emotionsregulation zurück, welche einerseits mit der Vermeidung emotionsgeladener Situationen, andererseits aber mit vermehrtem Grübeln, Absorption, Dissoziation sowie verminderter Akzeptanz von Emotionen einhergehen. Gleichzeitig werden Emotionen seltener explizit reflektiert, differenziert und in einen Kontext gesetzt (Gross, 1998; Kring & Elis, 2013; O'Driscoll et al., 2014). Während früher von einer »Verflachung« oder »Abstumpfung« des emotionalen Erlebens bei Patienten mit Psychosen ausgegangen wurde (Kraepelin, 1913), weisen jüngere Forschungsergebnisse eher auf eine charakteristische Auftrennung zwischen intaktem emotionalen Erleben, eher gesteigerter vegetativer Reaktion und mitunter reduziertem mimischem Ausdruck hin, wobei emotionales Erleben allerdings nicht immer in entsprechendes Verhalten mündet (Myin-Germeys et al., 2000; Kring & Moran, 2008; Lui et al., 2016).

Die sprichwörtliche Anhedonie psychotischer Patienten betrifft meist nicht das momentane Erleben von Genuss, sondern ausschließlich die Antizipation zukünftiger positiver Erlebnisse. Dies mag auf verschiedene Faktoren, wie dopaminerge Dysfunktion sowie Repräsentations- und Gedächtnisstörungen für positive Erfahrungen rückführbar sein. Unterschieden werden müssen Patienten, die tatsächlich eine Armut an Emotionen zeigen, von jenen, die ein erhöhtes Angstniveau aufweisen und bei denen eine Kontamination jeglicher emotionaler Erfahrung mit meist undifferenzierten, negativen Gefühlszuständen zur Anhedonie führt (Cohen et al., 2010, 2011).

Im Bereich der Empathie zeigen sich überwiegend Probleme im Hinblick auf deren kognitive Aspekte, sodass das explizite Verständnis fremder Emotionen und die Perspektivübernahme erschwert sein können, während das »Mit-Fühlen« einer fremdinduzierten Emotion sowie altruistische Handlungstendenzen meist unbeeinträchtigt sind (Achim et al., 2011; Lehmann et al., 2014). Gleichwohl besteht eine erhöhte Ansteckbarkeit mit negativen Emotionen (Lehmann et al., 2014), welche bei instabilen Ich-Grenzen nicht reguliert und mentalisiert werden können, sondern überflutend wirken. Diese Störungen der Emotions- und Stressverarbeitung sind mit einer entwicklungsbedingten Fehlanpassung der Hypothalamus-Hypophysen-Nebennierenrinden-Achse, des Oxytocinsystems und insbesondere mit einer zunehmenden Empfindlichkeit des dopaminergen Systems in Verbindung gebracht worden, was erklärt, dass psychotische »Positivsymptome« in alltäglichen Stresssituationen vermehrt auftreten können (Kapur, 2003; Myin-Germeys & van Os, 2007; Brent et al., 2014b).

Dies hat bedeutende therapeutische Implikationen: Dem psychotischen Patienten stehen aufgrund der eingeschränkten Fähigkeit zur Repräsentation und Mentalisierung seelischer Inhalte nur unzureichende Spielräume zur Verfügung; die Intensitäten der Affekte und des Erlebens können nur schlecht gesteuert werden. Die fehlende Modulations- und Differenzierungsfähigkeit von Emotionen kann zu den Extremen führen, Reize übermäßig und überflutend oder völlig distanziert zu erleben bzw. zu vermeiden. Emotionsansteckung und vermehrtes Stresserleben im Zusammensein mit Anderen können zum schützenden Rückzug führen.

Die modifizierte psychodynamische Behandlung (siehe weiter unten) zielt nicht primär auf Stressreduktion, sondern

1) auf die Beeinflussung der impliziten Regulation von Affekten durch interpersonale Neuerfahrung in der therapeutischen Situation und
2) auf die Verbesserung der Fähigkeit zum Erleben der primären Repräsentation und zu einer differenzierten sekundären Repräsentation emotionaler Zustände und deren Regulation durch Reflexion und Bedeutungszuschreibung ab.

Zu beachten ist, dass die entscheidenden Aspekte der Affektregulation implizit, also automatisch und präreflexiv ablaufen und kognitive Strategien zur Emotionsregulation, wie Neubewertung, Ablenkung oder Suppression, nicht anwendbar sind, wenn Gefühle noch nicht repräsentiert werden können (Gyurak et al., 2011; Strauss et al., 2013). Im Zuge der Entwicklung mentalisierter Affektivität werden Affekte zunehmend tolerierbar und damit erlebnisfähig.

1.9 Störungen des Zeiterlebens bzw. der subjektiven Zeit

Störungen der subjektiven Zeit spielen eine wichtige Rolle für das Verständnis der Schizophrenie. Diese werden sowohl von psychoanalytischen als auch phänomenologischen Autoren sowie in der Neurowissenschaft thematisiert. Es ist bemerkenswert, dass sich sowohl Winnicott, als auch Bion und Lacan mit der Störung des Zeitrasters bei der Schizophrenie befassen.

Subjektive Zeit, wie sie etwa der Philosoph Husserl (1928) beschrieben hat, besteht in einer organisierenden Tätigkeit des Ich, in der die zeitliche Abfolge generiert wird. Diese Ich-Leistung ist die Voraussetzung dafür, dass wir eine objektive Zeit (die durch Uhren messbar ist) überhaupt erfahren können. Nach dem Konzept von Stern (2005) sind ein Gegenwärtiges, ein Vergangenes und ein Zukünftiges in einem Gegenwartsmoment, der etwa zwischen drei bis fünf Sekunden dauert, verbunden. Die subjektive Zeit bündelt die Stimuli, was als »chunking« bezeichnet wird und erzeugt dabei eine gerichtete Gestalt, eine unumkehrbare Abfolge von Vergangenheit, Gegenwart, Zukunft. Mit der Etablierung der subjektiven Zeit entsteht die Diachronie der Ereignisse, eine unumgängliche Bedingung für eine Speicherung von Erlebnissen (Gedächtnis) und damit auch für das Erleben von Verursachung, Kontingenz und Wirksamkeit. Zeit ermöglicht es, den intentionalen Bogen aufzuspannen, eine Handlung zu beginnen, sie durchzuführen und zu beenden. Zeit hat eine wesentliche Bedeutung für die Ausbildung eines inneren Raums, in dem ein zeitlicher Spielraum es ermöglicht, Reaktionen auf ein ängstigendes oder bedrängendes Erleben aufzuschieben und zu durchdenken.

Bisher wenig beachtet wurde eine weitere Dimension der Zeit. Die Einbindung des (vorher nicht integrierten) Erlebens in die subjektive Zeit ist mit einem Reizschutz verbunden. Darauf hat schon Freud (1920g) hingewiesen (vgl. auch Balestière, 2007). Zeit besitzt eine Filterfunktion, ohne Zeit würde das Ich von seinen Erfahrungen überwältigt, da ein Ordnungs- und Auswahlprinzip für das Erleben fehlen würde. Zeit reguliert die Intensität des Erlebens, in Extremsituationen (Nahtoderfahrung, Psychose, Drogen) kann die Zeit aus den Fugen geraten und die Realitätswahrnehmung teilweise auf extreme Weise verändert sein.

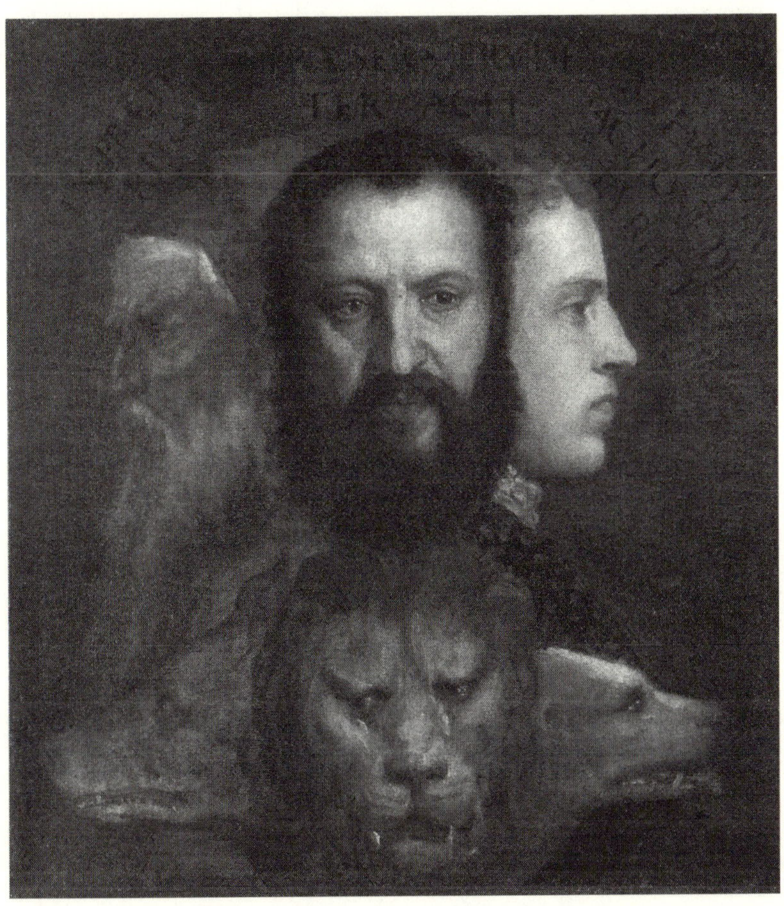

Abb. 1: Tizian, Allegorie der Zeit, *1550–1565*

Winnicott spricht von »ewigen Qualen«, einem Zustand, in dem es keinerlei Horizont und keinerlei Hoffnung gibt.

Die Störung des subjektiven Zeiterlebens bei der Schizophrenie bestätigen neben vielen psychoanalytischen Autoren (Priel, 1997, Dührsen, 2005, Weiß, 2009) auch Wissenschaftler der Phänomenologie. Fuchs (2013, S. 16) erkannte bei seiner Untersuchung der beiden Erkrankungen Schizophrenie und Depression eine Störung der basalen Ebene der gelebten Zeit: »in der Schizophrenie als Fragmentierung des Bewusstseinsstroms, in der Depression als Hemmung des vitalen Antriebs oder der Konation, mit der Folge einer Stockung der gelebten Zeit«. Auch in der Neurowissenschaft gibt es viele Hinweise auf eine Störung der zeitlichen Dimension bei der Schizophrenie (Mishara & Gallistel, 2005; Vogeley & Kupke, 2007; Ciullo et al., 2016).

Vielleicht der interessanteste und möglicherweise weiterführendste Beitrag zum Zeitproblem stammt von Winnicott. In einer posthum erschienenen Arbeit (Winnicott, 1991 [1974]) spricht er von Erlebnissen, die »nicht erlebt, sondern erlitten« wurden und die deswegen in einer verzweifelten und quälenden Suche gleichermaßen ersehnt und gefürchtet werden. Dieses Konzept entspricht auf den ersten Blick dem Traumakonzept Freuds (1920g). Ein Ereignis hat die Verarbeitungskapazitäten des Ich überfordert und den Reizschutz durchbrochen. In den Wiederholungsträumen der Traumatisierten, so Freud, wird immer wieder versucht, diese (noch nicht integrierte) Erfahrung zu binden, sie dem »Lustprinzip« zu unterwerfen. Winnicotts Idee ist nun die, dass es bei psychotischen Menschen vorkommt, dass sie sich nicht im Traum, sondern hellwach in dieser quälenden Suche danach befinden, ein erlittenes Ereignis endlich zu erleben, was gleichzeitig Furcht, aber auch Hoffnung bedeutet, dass ihre Suche damit ein Ende habe. Wichtig ist, dass es dabei zu einer Störung der subjektiven Zeit kommt. Eine permanente Unruhe und Hetze aufgrund einer nicht verarbeiteten Vergangenheit treibt das Ich in die Zukunft. Etwas, was Jahre zurückliegt, wird in der Zukunft gesucht und gefürchtet, um endlich Vergangenheit werden zu können. Winnicott (1991 [1974]) verwendet dabei nicht den Begriff Trauma, sondern lässt offen, wie dieses Nicht-Erleben genau inhaltlich zu füllen ist. Der Unterschied zwischen Erleiden und Erleben besteht laut Winnicott darin, dass etwas dann erlitten und nicht erlebt wird, wenn die Ich-Organisation während des Erlebens zusammenbrach oder wenn noch keine ausreichende Ich-Organisation zum Zeitpunkt des Ereignisses vorlag. Ein nicht erlebter aber objektiv bereits vergangener Zusammenbruch des Ich mobilisiert lebensbedrohliche Ängste, die als zukünftige Bedrohung erlebt werden. Das heißt: Ein Patient leidet unter einer quälenden Erwartungsangst nicht, weil ihm etwas Schreckliches bevorsteht, sondern weil er versucht, einen nicht erlebten Zusammenbruch seiner Ich-Organisation in die subjektive Zeit zu integrieren und dadurch ein Ende des Schreckens, der damit Vergangenheit werden kann, zu erreichen. Hier kann es zu Suizidalität kommen, um der in der Zukunft erwarteten Vernichtung zuvor zu kommen und ein Ende der Qual zu erreichen. Diese Problematik hat bedeutsame Auswirkungen für die Behandlungstechnik, was im Kapitel 2.3 zum Umgang mit Wahn und Halluzinationen eingehender behandelt wird.

1.10 Vulnerabilität und Trauma

1.10.1 Forschungsergebnisse

Lange Zeit galt in der psychiatrischen Wissenschaft das Dogma der Endogenität der Schizophrenie, demgemäß lebensgeschichtlichen Ereignissen keine wesentliche Rolle für Ätiologie und Verlauf der Erkrankung zugeschrieben wurden. Schizophrenie wurde als ein eigengesetzlich verlaufender Krankheitsprozess (Prozesspsychose) angesehen, bei dem das Verstehen an seine Grenzen stoße (Jaspers, 1913). Lebensgeschichtliche Ereignisse spielten allenfalls eine Rolle dabei, die konkrete Ausgestaltung der Symptome zu beeinflussen. Seit einigen Jahrzehnten wird dieses Krankheitskonzept auch durch empirische Untersuchungen zunehmend infrage gestellt, die auf Traumatisierungen in der Vorgeschichte von Menschen, die später an Psychosen erkranken, hinweisen. Einflussreich war eine Metastudie von Read und Kollegen (2005), die hohe Prozentwerte für Missbrauch und Vernachlässigung in der Vorgeschichte von an Schizophrenie Erkrankten beschreibt: Bei Frauen lag der Prozentsatz für sexuellen Missbrauch in der Kindheit bei 47,7 und für körperliche Misshandlung bei 47,8 Prozent. Bei Männern lag eine körperliche Misshandlung mit 50,1 Prozent laut der Studie wesentlich häufiger vor als der sexuelle Missbrauch mit 28,3 Prozent (Read et al., 2005). Morgan und Fisher (2007) gelangten in ihren Untersuchungen zu deutlich niedrigeren Prozentzahlen (sexueller Missbrauch zwischen 1,9 und 34,5%) und betonten hingegen die Rolle weiterer Faktoren, wie zum Beispiel den Verlust eines Elternteiles vor dem 16. Lebensjahr. Die Metaanalyse von Varese und Kollegen (2012) beschreiben, dass Erwachsene mit psychotischen Symptomen oder Störungen zwei- bis dreimal häufiger als Gesunde in der Kindheit adversen Umwelterfahrungen (hier insbesondere emotionalem und physischem Missbrauch und Vernachlässigung) ausgesetzt waren. Kapfhammer (2012, 2013) fasst die mittlerweile sehr zahlreichen Befunde zusammen. Studien mit hohem methodischen Standard weisen auf eine hohe Rate an frühen Traumata bei psychotischen Patienten in psychiatrischen Behandlungs- und Versorgungskontexten hin (Kapfhammer, 2012). Kapfhammer (2013) geht davon aus, dass dieser Zusammenhang nicht nur korrelativ, sondern auch als kausal relevant verstanden werden müsse.

Die Rolle sonstiger ungünstiger Umweltfaktoren, wie zum Beispiel Adoption und Armut, sozialer Ausschluss, Migration und Urbanität (Heinz et al., 2013; Longden et al., 2016), ist für das Psychoserisiko ebenfalls gut belegt. Sämtliche adversen Umweltfaktoren mögen kumulativ zu Störungen der Stressregulation mit Überaktivität der Hypothalamus-Hypophysen-Nebennierenrindenachse und zu einer Sensitivierung des Dopaminsystems führen (Howes & Murray, 2014; Shah & Malla, 2015). Defizite der frühen Bindungsbeziehung können zu unsicherer, insbesondere vermeidender, Bindungsrepräsentation, Mentalisierungs- und Affektregulationsstörungen mit Dysregulation des Oxytocinsystems führen und damit die Kompensationsmöglichkeiten einer unter Umständen gegebenen genetischen Vulnerabilität weiter vermindern (Berry et al., 2008; Brent et al., 2014a).

Einige Forscher stellen die Frage, ob psychotische Symptome, etwa wahnhafte Körpersensationen oder beschimpfende Stimmen, in der psychiatrischen Wissenschaft bisher möglicherweise verkannt wurden und es sich dabei vielmehr um Traumafolgestörungen wie Intrusionen oder Flashbacks handelt (van der Kolk, 1996). Kapfhammer (2001) kann sich vorstellen, dass durch traumatische Erlebnisse psychotische Bilderwelten angestoßen werden. Dies wird auch durch empirische Untersuchungen gestützt, die den Zusammenhang zwischen psychotischen Symptomen mit sexuellem Inhalt und stattgehabtem sexuellen Missbrauch belegen (Thompson et al., 2010). Ebenso wurde darauf hingewiesen, dass die Unterscheidung zwischen psychotischen und dissoziativen Symptomen oft nicht eindeutig zu treffen sei (van der Haart, 2008). Möglicherweise gibt es auch spezifische Zusammenhänge, zum Beispiel zwischen sexuellem Missbrauch und akustischen verbalen Halluzinationen oder zwischen Heimerziehung und körperlichem Missbrauch und Paranoia sowie zwischen elterlichen Kommunikationsstörungen und Denkstörungen (Sheffield et al., 2013; Bentall et al., 2014).

1.10.2 Ist Disposition gleichbedeutend mit Trauma?

Diese Befunde führen zu der Frage, ob die weiter oben dargestellten Konzepte der Vulnerabilität/Disposition nicht revidiert werden müssten und ob man die Schizophrenie nicht als eine bisher verkannte Form einer Traumafolgestörung ansehen sollte. Bruns (2012) betrachtet das schizophrene Dilemma (siehe Kapitel 1.8) als verinnerlichte Manifestation einer traumatischen Beziehung, womit er zu Recht auf eine Analogie hinweist. Einen Bezug zwischen frühkindlichen Traumatisierungen und späterer Psychose konzipiert auch Dümpelmann (2003). Er sieht Wahnvorstellungen als unter Umständen verzerrte Metaphorisierungen traumatischer Erfahrungen an. Diese wertvollen Versuche, die bisher strikt voneinander getrennten Bereiche psychodynamische Psychosentheorie und Psychotraumatologie in Beziehung zu setzen, weisen auf Berührungspunkte hin, erlauben allerdings keine Gleichsetzung. Man kann sicherlich die interpersonellen Schwierigkeiten schizophrener Patienten, das Dilemma im Sinne von Mentzos, als eine traumatische Beziehung beschreiben, was aber dann dazu führt, dass der Begriff des Traumas seine Schärfe verliert. Traumatisch würde dann bedeuten, dass extreme Ängste vorherrschen, was sich auch ohne traumatische Einwirkung, durch die mangelnde Ausbildung von Ich-Fähigkeiten (Repräsentanz, subjektive Zeit), die Ängste modulieren, plausibel machen lässt. Traumatische Ängste gibt es also auch ohne Ereignisse wie Missbrauch und Gewalt, die als Schock wirken und dadurch das vorhandene Maß der Verarbeitungsmöglichkeiten des Ich übersteigen. Dazu kommt, dass – wie weiter oben dargestellt – die Disposition zu einer Schizophrenie auch dadurch entstehen kann, indem in einer primären Beziehung keine oder eine inadäquate Desillusionierung und Differenzierung stattgefunden hat. Anders ausgedrückt kann also auch das Scheitern der Differenzierung und Loslösung mit der Vulnerabilität für eine Schizophrenie verbunden sein. Dies alles spricht dagegen, traumatische Erfahrungen vorschnell mit der Disposition für eine schizophrene Psychose gleichzusetzen, denkbar wäre hingegen eine zusätzliche Schädigung durch belastende Kindheitserfahrungen.

Zusammengefasst scheint vieles dafür zu sprechen, frühe traumatische Erfahrungen im Sinne eines Durchbrechens des Reizschutzes von den Verwicklungen und mangelnden Fähigkeiten der Regulation von Nähe und Distanz bei Schizophrenie zu unterscheiden. Allerdings ist durchaus eine derzeit nicht klar definierbare Interdependenz zwischen frühen traumatischen Erfahrungen und der Ausbildung einer Identitätsproblematik denkbar.

1.11 Das Dilemma der Identität

Auf polare Gegensätzlichkeiten bei Psychosen wurde von verschiedenen Psychoanalytikern hingewiesen: Burnham (1969) spricht vom »need fear dilemma«, Balint (1968) vom Konflikt zwischen Philobatie und Oknophilie, Mahler (1975) sieht den Konflikt zwischen Abhängigkeit und Autonomie, Racamier (1982) zwischen Narzissmus und Antinarzissmus und Benedetti (1992) die Spaltung zwischen symbiotischem und separatem Selbst. (vgl. auch Peciccia & Benedetti, 1996). Mentzos hat ausgehend von seinem Dilemmakonzept eine Theorie der Schizophrenie erarbeitet, die hilft, die Symptombildung zu verstehen, und die auch für die Behandlungstechnik fruchtbar gemacht werden kann. Mentzos (1991, 2009) konzipiert das psychotische Identitätsdilemma als einen unlösbaren Antagonismus zweier Strebungen. Selbst- und objektgerichtete Tendenzen stehen sich antagonistisch gegenüber und sind in keiner Weise vermittelbar. Die Aufrechterhaltung der eigenen Identität ist nur um den Preis völliger Beziehungslosigkeit möglich, die aber ebenso identitätsbedrohend ist (es droht Vernichtung durch völlige Isolation). Objektbeziehungen wiederum bedrohen das Ich mit dem Verlust der Identität durch Verschmelzung (Vernichtung durch Fusion). Es gibt also nur zwei grobe pathologische Lösungen: den extremen narzisstischen Rückzug oder die Auflösung der Ich-Grenzen und die Fusion mit dem Objekt. Damit schließen sich Ich-Gefühl und Beziehung wechselseitig aus.

Bei den affektiven Psychosen geht es im Gegensatz dazu um die Bipolarität von (normalerweise sich keineswegs ausschließender) Selbst- und Objektwertigkeit. Bei dem hieraus entstehenden Selbstwertdilemma bieten sich ebenfalls nur zwei »Lösungen«: die absolute Herrschaft des archaischen, strengen, mächtigen Über-Ich (Depression) oder das »Über-Bord-Werfen« des Über-Ich, also die Herrschaft des Größenselbst (Manie).

Dilemma bedeutet, dass eine existenzielle Ebene berührt ist. Das Dilemma wird dann relevant, wenn das, was für die Aufrechterhaltung der Identität bedrohlich ist, gleichzeitig für die Identität absolut unverzichtbar ist, oder wenn das, was man für die Identität benötigt, verloren zu gehen droht. Das heißt auch, dass es vor Ausbruch der psychotischen Krise eine Latenzphase geben kann, in der das Dilemma im Sinne einer Vulnerabilität zwar vorhanden, aber noch nicht symptomauslösend bzw. noch kompensiert ist (vgl. z. B. Kapitel 1.3), und dass es in bestimmten Situationen zu einer Reaktualisierung kommen kann. Dieses nun akut gewordene Dilemma stellt dann, als Überforderung einer vorhandenen Struktur, eine auslösende Situation dar, die verschiedene Formen annehmen kann. Dabei kann es sich um die Angst vor der Vernichtung des Selbst durch Verschmelzung mit einem Objekt handeln, wobei gleichzeitig diese Objektbeziehung für die Aufrechterhaltung der Identität unabdingbar ist. Das heißt, obwohl man die Nähe eines Objekts als existenzbedrohend empfindet, kann man sich nicht vom Objekt abwenden und differenzieren.

Es kann sich auch um die Angst handeln, die für die Identität notwendigen Objekte durch einen Entwicklungsschritt und eine dadurch neu erworbene Objektbeziehung zu verlieren – zum Beispiel im Falle eines Heranwachsenden, der durch Verliebtheit (d. h. durch eine neue Objektbeziehung) Angst hat, seine Eltern und damit die für die Identität notwendigen Objekte zu verlieren. Dilemmatisch kann ferner der Verlust eines identitätsrelevanten Objekts sein. Freud

(1894a, S. 73) gebraucht hierfür das Beispiel der verschmähten Braut, die in der Irrenanstalt in vollem Hochzeitsputz ihren einstigen Bräutigam erwartet.

Oder es geht um eine Situation, in der ein identitätsrelevantes Projekt an der Realität zu scheitern droht. Das Dilemma verursacht dann eine Art Kernschmelze des Selbst: Das Ich wird zwischen unlösbaren Alternativen zerrissen (siehe Abb. 2), es besteht keine Möglichkeit der Spaltung, was ja einer rudimentären Form der Bewältigung (»einmal so, einmal so«) entspräche.

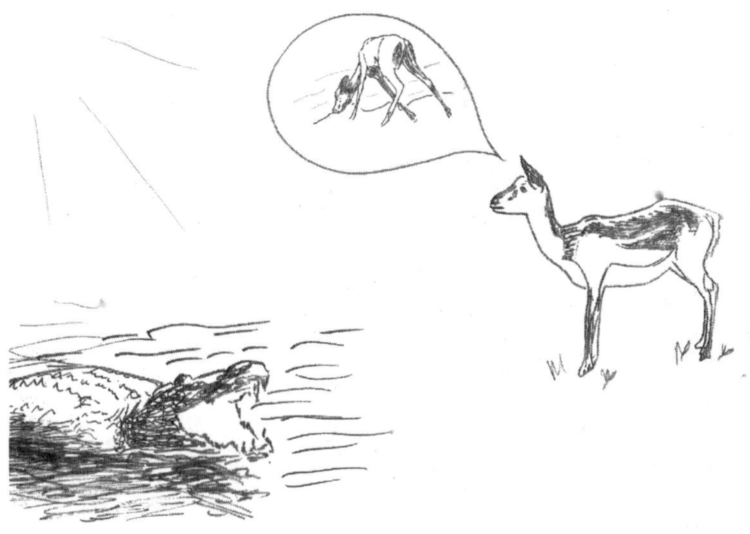

Abb. 2: Dilemma – Zerrissen zwischen unlösbaren Alternativen: Verdursten oder gefressen werden?

Die Organisation des Ich, die Struktur des Selbst und die Architektur seiner Bezüge brechen zusammen. Die sichtbaren Symptome sind der in unterschiedlichem Ausmaß gelingende Versuch, das Selbst und das Objekt zu rekonstituieren und ein strukturiertes Verhältnis zwischen Selbst und Objekt herzustellen bzw. den Kontakt zur Realität in einer wenn auch verzerrten Qualität aufrechtzuerhalten. Dies gelingt beim Wahn recht gut und bei der desorganisierten Schizophrenie oder Hebephrenie nur sehr unzureichend. Das Konzept des unlösbaren Dilemmas als das wesentliche Moment im psychotischen Geschehen, bei dem sich zwei unlösbare Antagonismen gegenüberstehen, ergibt keinen Widerspruch zu Freuds Konzept der unerträglichen Wunschversagung als einem wesentlichen Moment in der Pathogenese der Schizophrenie. Diese entspricht ja auch einem unlösbaren Dilemma, welches zu einem Zusammenbruch des Ich und zu einer psychotischen Rekonstruktion führt.

Was sich in Mentzos' Theorie wenig finden lässt, sind Bezüge zu Konzepten, die sich mit der Repräsentanz und Symbolisierung der Erfahrung befassen. Es erscheint aber eindeutig, dass das Dilemma kein repräsentierter, symbolisierter und denkbarer »Konflikt« ist. Dann nämlich wäre die Situation nicht so existenziell und ausweglos, und andere Formen der psychischen Bearbeitung wären möglich. Das psychotische Dilemma ist eine Situation, in der das gesamte System der Repräsentanz der Erfahrung und damit die erlebte Wirklichkeit davon bedroht sind, zu kollabieren. Hier kann man durchaus Bezüge zu ähnlichen Konzepten der psychoanalytischen Psychosentheorie herstellen. Das Dilemma ist nicht symbolisiert, es zerstört jegliche Symbolisierung, das Ich wird zwischen unerträglichen Alternativen zerrissen. Es kann im Sinne Bions nicht mehr gedacht werden, es fehlen die Spielräume im Sinne Winnicotts, eine übergeordnete Perspektive, eine Triangulierung bzw. ein Zugang zur symbolischen Ordnung im Sinne Lacans. Symbiotisches und separates Selbst im Sinne Benedettis können nicht integriert werden. Ursache dafür ist das Fehlen oder der Ausfall der Werkzeuge (die »Software«) zur Strukturierung der Erfahrung, die subjektive Zeit und primäre Repräsentation des Erlebens. Erst diese Werkzeuge ermöglichen es, Ambivalenzen zu schaffen und auszuhalten und Kompromisse herzustellen. Dies bezieht sich auf die interpersonelle und die intrapsychische Ebene. Extreme stehen sich antagonistisch und ohne jegliche Kompromissmöglichkeit gegenüber. Unabhängigkeit und Reinheit sind völlig unvermittelbar mit Abhängigkeit, »Befleckung« und Fehlern. Dadurch können der Umgang mit Beziehungsaufnahme und Trennung und der Umgang mit inneren Erlebnissen wie Enttäuschungen und Kränkungen extreme, identitätsbedrohende Ängste hervorrufen. Psychoanalytiker haben unter anderem die Begriffe »organismic distress« (Mahler et al., 1975), »organismic panic« (Pao, 1979), »namenlose Angst« (Bion, 1962a), »terreur agonistique« (Roussillon, 1999) und »Vernichtungsangst als endloses Fallen« (Winnicott, 1974) verwendet, um dieses Angstniveau zu beschreiben.

Zusammengefasst beschreibt das Dilemmakonzept zweierlei: Zum einen geht es um eine *Disposition*. Aufgrund fehlender Werkzeuge der Realitäts- und Selbstkonstitution (primäre Repräsentation/Symbolisierung, subjektive Zeit) entstehen intrapsychische und interpersonelle Dilemmata. Dadurch ist eine Kompromissbildung und Vermittlung von polaren Gegensätzen unmöglich. Daraus ergeben sich unklare diffuse Beziehungsformen, die als Kollusion, Verwicklung oder »engrènement« (Verzahnung) Racamier (1992) bezeichnet wurden. Es herrschen zu große Nähe und unscharfe Ich-Grenzen einerseits und andererseits eine zu geringe Bezogenheit, Rückzug, Abschottung und »Autismus«. Dies führt zu extremen intrapsychischen Spannungen zwischen polaren Strebungen und Tendenzen. Zum anderen beschreibt das Dilemmakonzept einen krisenhaften Zustand, ein *akutes Dilemma*, eine Situation, durch die die Werkzeuge zur Verarbeitung der Realität überfordert werden.

Überblick über die Problembereiche der Disposition/ Vulnerabilität der Schizophrenie

1) *Ein erhöhtes, oft permanentes Angstniveau:* Es gibt keinen Glauben in dem ganz basalen Sinn, dass die Dinge sich schon irgendwie einrenken. Es kann sich kein Urvertrauen entwickeln. Es besteht ein permanenter Alarmzustand, alles was nicht so ist, wie erwartet, jede Störung, wird als vernichtende Bedrohung erlebt. Es können sich keine »negativen Fähigkeiten«, das heißt die Fähigkeit dazu, Widersprüche, Unsicherheit, Nichtwissen, »Lücken« (Bion, 1962a) auszuhalten, ausbilden. Es gibt keine Zeit, keinen inneren psychischen Raum, in dem »Neuerungen« erstmals warten können, bis die eigene Kreativität sie soweit transformieren kann, dass sie mit dem Gefühl der Wahrung der eigenen Identität kompatibel sind.
2) *Ein Dilemma der Identität:* Eine existenzielle Bedrohung wird sowohl durch intensive Beziehung und Annäherung als auch durch Trennung und Differenzierung von identitätsrelevanten Objekten ausgelöst. Eine Annäherung vernichtet das Ich durch drohende Fusion, eine Trennung durch einen Absturz in völlige Isolation. Es ist nicht möglich, man selbst zu bleiben, wenn man mit Anderen und Anderem in Beziehung tritt. Die Grenze zwischen Innen- und Außenwelt, zwischen Ich und Anderen ist instabil oder zu wenig belastbar. Man erlebt sich als völlig durchsichtig und von jedermann bis ins Mark durchschaubar. Das Gefühl, einen geheimen, nicht berührbaren Bereich zu besitzen, ist gefährdet. Beziehungen sind zu distanziert oder zu verwickelt, kollusiv und verzahnt und dadurch ohne eigentlichen interpersonellen Austausch. Es besteht also sowohl die Schwierigkeit der Integration als auch der Differenzierung. Es fehlt sozusagen das Mischpult, um flexible Kombinationen zwischen Integration und Differenzierung, zwischen selbst- und objektbezogenen Tendenzen herstellen zu können. Dieses Dilemma zeigt sich auch intrapsychisch. Es besteht keine Möglichkeit, Selbstanteile und polare Tendenzen zu vermitteln.

3) *Störung der Affektregulation, -wahrnehmung und -differenzierung:* Es bestehen nur unzureichende Spielräume. Alles-oder-nichts-Reaktionen überwiegen, es bestehen also nur geringe Möglichkeiten, die Intensitäten der Affekte und des Erlebens zu steuern. Das führt zu den Extremen, Reize übermäßig (Gebanntsein von Ereignissen, Affektansteckung, Überflutung mit negativen oder positiven Emotionen) oder völlig distanziert (Anhedonie, Gefühllosigkeit) zu erleben oder sie zu vermeiden.
4) *Störungen in der primären Repräsentation (Sach- und Dingvorstellung):* Der Bereich des Körpers, der Gefühle, Wünsche, Motive und Intentionen kann nicht realisiert, mit einem Gefühl von Kontinuität und Identität erlebt und repräsentiert werden. Der »Einzug der Psyche in den Körper«, Winnicott (1994, S. 178), die Entstehung des Körper-Ich ist problematisch, der »corps morceleé« (Lacan, 1991b, S. 67) kann sich nicht zu einer Einheit integrieren, das Erkennen primärer Sinnes- und Gefühlserfahrung ist erschwert, Ereignisse können nicht erlebt oder primär repräsentiert werden. Die Konfiguration und Positionierung von Ich und Anderem ist instabil. Der Weltbezug ist nicht mehr gegeben bzw. »verkörpert«; die Dinge sind nicht mehr »zu handen«. Es besteht ein fehlendes intuitives »Einschwingen« (»attunement«) auf die interpersonelle Welt, eine Schwierigkeit im automatischen Gewahrwerden von Bedeutung und Beantworten sozialer Stimuli (Stanghellini, 2000).
5) *Störungen in der sekundären Repräsentation (Wortvorstellung, Denken):* Es besteht eine prinzipielle Schwierigkeit, sich interpersonell oder sozial (in der symbolischen Ordnung) neu zu positionieren. Es gibt keine stabile reflektierte Identität von Selbst und Anderen, es bestehen Schwierigkeiten im Rollenverständnis sowie im Ver- und Bestehen sozialer Anforderungen. Die mangelnde Repräsentanz macht es schwierig, Kompromisse einzugehen oder Ersatzobjekte zu generieren. Enttäuschungen können nicht »eingesteckt« werden, sondern werden als existenziell bedrohlich erlebt. »Etwas kann nicht durch etwas getauscht« werden (Repräsentanzen fungieren normalerweise als eine Art Währung: Man gibt etwas her, um etwas anderes zu bekommen).
6) *Störungen im Verhältnis zwischen primärer und sekundärer Repräsentation:* Zwischen dem unmittelbaren Erleben und der Repräsentanz der Erfahrung (zwischen »Wort und Ding«) kommt es zu Störungen. Es besteht eine große Schwierigkeit, mit anderen über sich selbst sprechen zu können. Spricht man von sich, verliert man den Bezug zum anderen (Neologismus, Privatsprache), spricht man zum anderen, verliert man den Bezug

zum eigenen Erleben. Das Verhältnis, der Abstand zwischen Signifikat und Signifikant (Bedeutung und Gegenstand) wird entweder zu gering und kollabiert (Konkretismus, Autismus, Untermentalisieren) oder er wird zu weit und löst sich auf (Hyperreflexivität, Sprachmanierismen, assoziative Lockerung und Zerfahrenheit: d. h. Assoziationen auf Ebene der Signifikanten).

2 Die akute Psychose

2.1 Anlässe für den Ausbruch der Psychose

Wie weiter oben angeführt, kann man zwischen einem Dilemma als Disposition mit damit einhergehenden spezifischen Problembereichen und einem akuten Dilemma, in dem die Kapazitäten, die Werkzeuge des Ich an ihre Grenze stoßen, unterscheiden. Die psychodynamische Hypothese geht davon aus, dass die Disposition meist bereits in frühen Lebensphasen entsteht. Sie kann lange Zeit verborgen bleiben. Aus der Vorgeschichte von Menschen, die später an einer Psychose erkranken, erfährt man, dass diese versuchen, einem Zusammenprall der antagonistischen Tendenzen zu entgehen. Sie fliehen vor der »Stunde der Wahrheit«, indem sie sich vor intensiven Beziehungen zurückziehen, in denen sie sich wehrlos oder ausgeliefert fühlen. Sie verschanzen sich in Fantasiewelten der Spekulation und übersteigerter Intellektualität. Ein anderer Weg ist es, sich völlig anzupassen (Winnicott spricht von einer »Als-ob-Persönlichkeit«), und so zwar unter Umständen über starke Bindungen zu verfügen, aber dabei die Interpersonalität, den interpersonellen Austausch erheblich zu reduzieren. Eine andere Art, um zu verhindern, dass das Dilemma akut wird, ist, die interpersonelle Ebene dadurch zu reduzieren bzw. das bedrohliche Zusammentreffen mit dem Anderen zu vermeiden, indem man ihn kontrolliert und so auch seiner Differenz beraubt und ihn dadurch als Anderen quasi ausschaltet. Das Identitätsdilemma wird in allen diesen Fällen durch ein psychosoziales Arrangement, dass die gefährliche Zone des Zusammentreffens umgeht, sozusagen stillgelegt. Kritisch wird es, wenn diese Zone doch erreicht und das Identitätsdilemma damit akut wird. Es handelt sich meist um Situationen, in denen ein Mensch sich in seinem äußeren oder inneren Beziehungsgefüge neu verorten muss oder will. Die damit verbundenen

Erfahrungen von Nähe und Intimität, Trennung und Verlust oder das Ausgeliefertsein in einer interpersonellen Beziehung bedrohen krisenhaft das Gefühl der Identität. Typische Beispiele für solche Situationen, die die häufigsten Anlässe des Ausbruchs einer schizophrenen Psychose darstellen, sind:

- *Trennung vom Elternhaus und die Notwendigkeit, sich in einer neuen Situation zurechtzufinden und vor allem Anschluss zu bekommen:* Hinter einer »ultracoolen« Haltung verborgene und durch das gewohnte häusliche Umfeld sozusagen zugedeckte Individuationsdefizite werden drängend, die auf irgendeine Weise reguliert werden müssen und dabei die Kohärenz des Selbst bedrohen.
- *Trennung von für die Identität konstitutiven Personen:* Das können zum Beispiel Personen sein, die eine das Ich stabilisierende Funktion inne hatten, indem sie Ich-Funktionen übernahmen.
- *Aufnahme von neuen Beziehungen (vor allem Liebesbeziehungen):* Die Verliebtheit labilisiert ohnehin das Ich, eine Annäherung wird ersehnt, gesucht und gefürchtet. Der Andere wird überwertig, das Ich unsicher. Jetzt sind psychische Werkzeuge notwendig, um die ja auch erwünschte Hingabe und Nähe nicht als identitätsvernichtend zu empfinden. Gleichzeitig bedeutet Verliebtheit oft auch, dass sich die Notwendigkeit ergibt, die Beziehung zu den Primärobjekten zu transformieren und eine neue »Beziehungsarchitektur« zu errichten.
- *Triebschub in der Pubertät:* Die Beziehung zu den Primärobjekten soll erhalten und zusätzlich sollen neue Beziehungen aufgenommen werden. Es kommen drängende Tendenzen zum Objekt auf, ohne dass die psychischen Fähigkeiten, die »Software«, um die neue Situation zu verarbeiten, vorhanden sind.
- *Anforderungen, die die (familiale) symbolische Ordnung betreffen (wie z. B. reale Elternschaft):* Diese erfordern Kompetenzen, sich in einer symbolischen Position (Vater, Mutter) zurechtzufinden und neu orientieren zu können.
- *Situationen in denen identitätsrelevante Wünsche, Ideale, Pläne, Projekte offensichtlich scheitern.*
- *Anforderungen, die die (soziale) symbolische Ordnung betreffen:* Zum Beispiel das Erlangen einer Position, in der man Autorität ausüben kann oder muss, oder eine Beförderung in eine Position mit größerer Verantwortung.
- *Anforderung durch die Konfrontation unterschiedlicher Symbolsysteme:* Dazu gehören Migration oder das Aufwachsen in einer idiosynkratischen Welt oder in einer Sekte.

Allgemein gesehen geht es um Situationen, die psychischen Kompetenzen erfordern, um die Beziehung mit den Primärobjekten zu erhalten und sich gleichzeitig Neuem zuwenden oder seine Selbstdefinition modifizieren zu können, also um eine Neuorganisation des interpersonellen Beziehungs- und Wertegefüges (der Beziehungs- und Wertearchitektur). Ein Grundvertrauen und eine stabile Basis in den bestehenden Beziehungen wird dabei benötigt, um sich einem anderen Menschen anzunähern oder sich auf eine neue Situation einzulassen und um hierbei eine Abweisung, aber auch ein Gelingen riskieren zu können. Dabei ist es notwendig, sein Beziehungsnetz zu erweitern und/oder sich zu trennen, Nähe zu riskieren und sich abhängig zu machen, eine Enttäuschung sozusagen »einzustecken« zu können, sich dem Urteil anderer zu unterwerfen, ein Ideal zu modifizieren und aus Erfahrung zu lernen. Gelingt dies nicht, kommt es zur Desorganisation des Ich[5].

2.2 Die Auflösung des Ich

Freud (1924b [1923]) sieht eine unerträgliche Wunschversagung in einem Konflikt zwischen Ich und Außenwelt als Ursache des Ausbruchs der schizophrenen Psychose. Er geht davon aus, dass es eine einfache Formel gebe, um die Differenz zwischen Neurose und Psychose zu beschreiben: »die Neurose sei der Erfolg eines Konflikts zwischen dem Ich und seinem Es, die Psychose aber der analoge Ausgang einer solchen Störung in der Beziehung zwischen Ich und Außenwelt« (Freud, 1924b [1923], S. 387). Das entspricht einer Situation, in der eine akute Bedrohung des Identitätsgefühls vorliegt. Wunsch und Realität kollidieren, ohne dass die Werkzeuge (Repräsentanz, subjektive Zeit) vorliegen, einen Kompromiss etwa durch Verdrängung oder Spaltung herbeizuführen. In der Sprache von Mentzos ist dies ein akutes Dilemma: Es ist eine Situation entstanden, in der die Identität entweder untergeht, indem man das eine anerkennt – oder untergeht, indem man das andere anerkennt. Das Ich wird zwischen gleichermaßen unerträg-

---

5 Manchmal wird die Desorganisation des Ich durch den Konsum von psychotropen Substanzen beschleunigt. Wir möchten an dieser Stelle nicht detaillierter auf das Thema der Komorbidität von Psychose und Suchterkrankung eingehen, weil – über den biologischen Mechanismus einer unter Umständen weiteren Dysregulation von Neurotransmittersystemen hinaus – aus unserer Erfahrung die zugrundeliegende Dynamik sehr ähnlich ist. Häufig stellt der Substanzkonsum einen vorauslaufenden »Selbstmedikationsversuch« angesichts der dilemmatischen Verfassung des Ich und der im Umkreis der auslösenden Situation zunehmenden Belastungen dar. Zum therapeutischen Umgang mit dieser Problematik siehe Kapitel 7.2.

lichen Alternativen quasi zerrissen und löst sich auf, was Freud (1911c [1910]) als »Weltuntergang«, als Entzug der Libidobesetzung von »Personen der Umgebung und der Außenwelt überhaupt« beschreibt. Alles kann alles bedeuten, das Ich und seine Bezüge brechen zusammen.

Im Einzelnen vollzieht sich der Vorgang in folgenden Phasen. In der Präpsychose zeigen sich wachsende Unruhe und Anspannung mit Konzentrationsstörungen, Schlaflosigkeit und gesteigertem Bedeutungserleben. Manchmal kommt es zu kopflosem Agieren (Jacobson, 1967) oder Rückzug. In der darauf folgenden akuten Psychose kommt es zur Desorganisation des Ich, dessen synthetische Funktionen sich, wie auch die subjektive Zeit, auflösen. Man beobachtet eine hochgradige Erregung, oft eine gesteigerte Psychomotorik. Die Grenze zwischen Ich und Anderem verschwimmt und wird durchlässig. Auch innerhalb des Ich verschieben sich die Grenzen. Ich-Funktionen und Körperbereiche verlieren den Charakter der Meinhaftigkeit und sind nicht mehr von der Außenwelt unterscheidbar. Das Ich verliert den ordnenden und hierarchisierenden Überblick. Gedanken drängen und sind nicht mehr zu stoppen, die Realitätsprüfung ist erschwert. Was gedacht wird, wird als real erlebt – Vorstellung und Wahrnehmung fallen ineinander –, was manche Patienten als einen unerträglichen Zustand der Allmacht beschreiben. Alles kann alles bedeuten. Die Unterscheidung zwischen Wort und Ding, Signifikant und Signifikat geht verloren. Worte werden konkretistisch oder bedeutungsleer erlebt. Es findet eine Intensivierung des Erlebens statt, meist im Sinne unerträglicher Intensität von Angst und Schmerz. Apokalyptische Ängste treten auf, seltener Zustände von Ekstase. Das Zeitraster löst sich auf. Vergangenes wird als gegenwärtig, zukünftig Vorgestelltes als real erlebt. »Alles kommt hoch«: Es kommt zum Zusammenbruch des explizitem/deklarativem, unter Umständen auch des implizitem/prozeduralem Gedächtnisses, zum Verlust von Gewohnheitshierarchien und Automatismen. Man könnte diesen hochlabilen Zustand mit einer chemischen Verbindung vergleichen, bei der alle Bindungen gelöst wurden und so freie Energie entsteht – freie Radikale, die mit allem reagieren können. Psychiatrische Begriffe für diesen Zustand der akuten Psychose sind Filterstörung, Overinclusion, oder Reizüberflutung. Die Kognitionswissenschaften beschreiben diesen Zustand als Diffusion der sonst etablierten Grenze zwischen Vorder- und Hintergrund, die Kategorien für relevante und irrelevante Reize verschwimmen und werden ununterscheidbar (Uhlhaas & Mishara, 2007)

Conrad (1958) hat eine Stufenfolge nicht unähnlich zur hier dargestellten Pathogenese der schizophrenen Psychose beschrieben. Was als Präpsychose beschrieben wurde, könnte man seinem Begriff des *Trema* (Wahnstimmung) zuordnen, der durch abnormes (nicht weiter fassbares) Bedeutungsbewusstsein, durch ein In-den-

Mittelpunkt-Rücken, eine Einengung der Freiheitsgrade und einen meist angstvollen Spannungszustand charakterisiert ist. In der *Apophänie* umfasst das abnorme Bedeutungserleben dann das gesamte Wahrnehmungsfeld, es treten Wahnwahrnehmungen und Fehlidentifikationen auf; der Inhalt des Wahns »offenbart« sich und führt zur emotionalen Entlastung. Die Fähigkeit zum Überstieg, zum Wechsel des Bezugssystems geht verloren. Mit zunehmender Akuität der Psychose kommt es weiter zur *Anastrophe*, das heißt zur »Rückwendung« auf das Selbst, zum Weltmittelpunktserleben oder »Reflexionskrampf«. Die Apokalyptik ist durch das völlige Zerreißen des Wahrnehmungs- und Situationszusammenhanges und den Verlust der Ordnung der Denkzusammenhänge gekennzeichnet (Conrad, 1958).

Die Rolle des Dopamins besteht darin, die Bedeutsamkeit (»salience«) von Umweltreizen und inneren Repräsentationen, das heißt ihre Neuheit, ihren Belohnungswert und damit ihre Relevanz zu regulieren (Kapur, 2003). Dies geschieht über das sogenannte Prädiktionsfehlersignal, welches entsprechend zu einer Zuwendung von Aufmerksamkeit und zu zielgerichtetem Handeln führt (Schultz et al., 1997). In der akuten Psychose führt ein unregulierter hyperdopaminerger Zustand (phasischer Dopaminexzess) zu einem gestörten Prädiktionsfehlersignal (Beschreibung auf der Ebene der Neurobiologie) und somit zu einer falschen Bedeutungszuschreibung (»aberrant salience«) der Elemente der Erfahrung (auf der Ebene des Mentalen). Gleichzeitig wird die Einbettung eines Reizes in den zeitlichen Erfahrungskontext unterbrochen – alles wird relevant, gegenwärtig und neu (Mishara et al., 2016). Wahnvorstellungen entsprechen einem Bemühen der Kognition, diesen abnormal bedeutsamen Erfahrungen einen Sinn zu geben. Dieses Konzept weist keine Widersprüche zu den bisher entwickelten Hypothesen auf, allerdings wird weiter unten zu zeigen versucht, dass aus psychodynamischer Sicht diese abnormal bedeutsamen Erfahrungen keineswegs zufällige Resultate von Hirnprozessen sind, sondern einem Versuch entsprechen, Erlebnissen, die nicht in das Ich integrierbar sind, Ausdruck zu verschaffen (siehe das folgende Kapitel).

2.3 Die psychotischen Symptome, der Versuch der Reorganisation und Rekonstruktion von Ich und Außenwelt

Die Desorganisation des Ich erfolgt dann, wenn ein identitätsbedrohendes Ereignis real werden könnte. Die Spannung einer unerträglichen Wunschversagung, eines Dilemmas ist nicht mehr auszuhalten und erzwingt den Zusammenbruch des Ich, dessen Etappen weiter oben beschrieben wurden. Möglicherweise geschieht diese Desorganisation des Ich (in Abhängigkeit von der Disposition) in unterschiedlichem Ausmaß und erreicht unterschiedliche Ebenen der Ich-Organisation bzw. der Repräsentanzen. Freud (1911c [1910]) hatte Dementia paranoides (paranoide Psychose) und Dementia praecox (Paraphrenie) unterschieden und ihnen unterschiedliche Stufen der Regression (zum Autoerotismus oder zum Narzissmus) zugewiesen. Manche Patienten zeigen isolierte Schwierigkeiten, fremde mentale Zustände zu interpretieren und eigene Denkfehler zu erkennen, und entwickeln hauptsächlich Wahnsymptome, andere verbleiben autismusähnlich im Konkreten, weil die sekundäre Repräsentation nicht mehr möglich ist, wieder andere zeigen eine ausgeprägte Assoziationsstörung als Zeichen einer Entkopplung von Sach- und Wortvorstellung. Was klinisch beobachtet werden kann, ist, dass der akute Zustand der Desorganisation des Ich meist vorübergehend ist und dass in dessen Folge verschiedene Symptome auftauchen, insbesondere Wahnvorstellungen und verschieden Formen von Halluzinationen. Dabei sind akustische Halluzinationen weitaus am häufigsten, es kommen aber auch optische, olfaktorische und coenästhetische (Körperhalluzinationen) vor. Wahnvorstellungen und Halluzinationen ermöglichen eine Rekonstruktion des Ich und dessen Bezug zur Außenwelt. Diese Rekonstruktion gelingt nicht oder nur unzureichend bei der selteneren desorganisierten Symptomatik (Hebephrenie, desorganisierte Schizophrenie) und bei der Katatonie. Im Folgenden werden diese verschiedenen mehr oder weniger erfolgreichen Versuche der Reorganisation des Ich und seiner Bezüge im Einzelnen beschrieben.

2.3.1 Wahn

Der Ausgangspunkt ist, wie bereits beschrieben, ein akutes existenzielles Dilemma. Etwas, das absolut nicht sein darf – weil es mit dem Verlust der Identität, dem Kern des Wirklichkeitsgefühls und Selbstwerts der Person verbunden ist –, droht sich zu ereignen. Die Aufrechterhaltung der Identität bzw. die Existenz eines identitätsrelevanten Objekts ist ganz akut durch ein Ereignis der Außenwelt bedroht. Etwas darf absolut nicht verloren gehen, es soll unbedingt sein und ist es gleichzeitig ganz offensichtlich nicht. Die mit dem Verlust verbundenen Gefühle (Angst, Scham) überfordern die Regulationsfähigkeit des Ich und werden nicht erlebt. Was bleibt in einer solchen Situation? Der Sturz in den Abgrund des Identitätsverlusts wird mit einem Dementi verhindert. Freud beschreibt 1894 die psychotische Abwehr, die er dabei mit der Abwehr bei Neurosen vergleicht, folgendermaßen:

> »Es gibt nun eine weit energischere und erfolgreichere Abwehr, die darin besteht, dass das Ich die unerträgliche Vorstellung samt ihrem Affekt verwirft und sich so benimmt, als ob die Vorstellung nie an das Ich herangetreten wäre. Allein in dem Moment, in dem dies gelungen ist befindet sich die Person in einer Psychose (Freud, 1894a, S. 72).

Freud beschreibt damit den Vorgang durch den jegliche Repräsentanz (Vorstellung und Affekt, Wort- und Sachvorstellung) aufgehoben wird. Eine unerträgliche Realität wird gelöscht (verworfen), durch »negative Halluzination« (Freud, 1905b[1890]; Green, 1993) annulliert. Mit dem Verlust der synthetischen Funktionen des Ich und subjektiven Zeit verliert das Ich die Perspektive, die es erlauben würde, zwischen Vergangenheit, Gegenwart und Zukunft zu unterscheiden. Die Realität, der Verlust, der andernfalls Vergangenheit und damit unabänderlich und real geworden wäre, kann jetzt so behandelt werden, als hätte es ihn nie gegeben, und er kann dadurch jetzt sogar als Objekt einer Suche fungieren. Dadurch entstehen dann die jedem Psychiater und Psychosetherapeuten wohlbekannten »Beweise« (in psychiatrischer Terminologie: Wahnwahrnehmungen), die den unerträglichen Verlust dementieren und das, was dabei war, ein realer Verlust zu werden, wahnhaft als vorhanden behaupten. Das, was schon fast verloren war, bevor sich das Ich im letzten Moment auflöste, wird durch eine selektiv gesteuerte Aufmerksamkeit, die auf Anzeichen des Verworfenen (dem »Suchbegriff«) in der Außenwelt fokussiert und unter Umständen kleinste Kleinigkeiten als Beweise verwendet, rekonstruiert. »Das innerlich Aufgehobene kehrt von außen wieder« (Freud, 1911c [1910], S. 308). Mit den Worten Freuds (1924b [1923], S. 389) kann man sagen, »daß der Wahn wie ein aufgesetzter Fleck dort gefunden wird, wo ursprünglich ein Einriß in der Beziehung des Ich zur Außenwelt entstanden war«. Die Aufmerksamkeit findet Beweise für das, dessen Verlust gelöscht wurde. Während im abnormalen Salienzerleben der beginnenden Psychose zunächst alles bedeutsam erscheint und Aufmerksamkeit auf sich zieht, erfolgt mit der Wahnentstehung – als gäbe es hypothetisch einen unbewussten »Attraktor« – eine Selektion von Inhalten, die das unerträgliche Fehlen kompensieren. So werden »die richtigen« Hinweise gefunden, um das *ganz persönlich* Unerträgliche an der Wirklichkeit dementieren und den Bezug zur Realität rekonstruieren zu können. Das »Verrückte« am Wahn ist dieser Vorgang, der einer Zeitumkehr entspricht, *verrückt* wurde die zeitliche Abfolge im Ich.

Bei der Wahnbildung kommt es zu einer primären Wahnidee, die Realitätscharakter aufweist und das neue Zentrum des Realitätsbezugs darstellt. Allerdings ist die Welt, nachdem sich das Ich durch eine kurzzeitige Zeitumkehr wieder stabilisiert hat, noch dieselbe wie vorher. Jetzt gibt es meist weitere Tatsachen, die der neu erzeugten Wahnbildung widersprechen, die jetzt durch weitere Wahnarbeit bearbeitet werden müssen. Jetzt werden unter Umständen weitere Bereiche der Biografie und der Realität wahnhaft »umgeschrieben«.

2.3.1.1 Beispiele für Wahnbildungen

Nach dieser theoretischen Darstellung sollen jetzt[6] einige Beispiele für Wahnbildungen herangezogen werden, um zu prüfen, ob die vorgeschlagene Hypothese, die den *Wahn als Dementi eines realen unerträglichen Verlust* ansieht, prinzipiell Plausibilität beanspruchen kann. Es müsste danach möglich sein, die Bedeutung eines Wahns dadurch zu finden, indem man nach dem Objekt der »negativen Halluzination« sucht. Wie Freud schreibt, vollzieht sich der eigentliche Krankheitsprozess (das Aufheben der Ich-Besetzung, der Repräsentanz, die Libidoablösung)

> »stumm; wir erhalten kein Kunde von ihm, sind genötigt ihn aus den nachfolgenden Vorgängen zu erschließen. Was sich uns lärmend bemerkbar macht, das ist der Heilungsvorgang, der die Verdrängung rückgängig macht und die Libido wieder zu den von ihr verlassenen Personen zurückführt« (Freud, 1911c [1910], S. 193).

Als Faustregel könnte man sagen, das Negative wird negiert und wie in der Mathematik ergibt sich: Minus (unerträgliche Realität) × Minus (Dementi) = Plus (Wahn).

Beispiel 1: (Anklänge an) Wahn in der Psychopathologie des Alltagslebens
Nicht selten berichten Menschen nach dem überraschenden Verlust eines geliebten Menschen davon, dass sie genau zum Zeitpunkt des Todes etwas gespürt hätten, von einem Traum erwacht seien oder dass ein Geräusch sie erschreckt habe. Dies alles sei ihnen plötzlich ganz klar geworden, als der Anruf mit der traurigen Nachricht eintraf. Immer laufen diese Geschichten darauf hinaus, dass der Zurückgebliebene behauptet, etwas von dem Unglück gespürt zu haben, ohne es vorerst richtig einordnen zu können. Wenn man hier rational bleibt, so ergibt sich Folgendes: Das Ich hat einen Schock, eine unerträgliche Versagung in einen Kontext gestellt. Eine Ohnmachtserfahrung (»So etwas kann es

---

6 Im Folgenden werden Passagen aus einer früheren Arbeit (vgl. Lempa, 2015) verwendet.

doch gar nicht geben, dass man davon nichts mitbekommt …«) war unerträglich und wurde innerlich aufgehoben. Das Ich machte sich auf die retrospektive Suche nach Trost und fand die nachträglichen (durch eine diskrete Störung des Zeitrasters oder Autosuggestion) evidenten Hinweise, um das Unerträgliche zu dementieren.

Der pathologischen Trauer würde man ein Verhalten zurechnen, bei dem (zusammen mit anderen depressiven Symptomen) ein Verlust dementiert wird, wenn etwa eine Witwe jeden Morgen den Tisch für ihren verstorbenen Mann deckt und in dieser Zeitspanne dann sozusagen die Zeit zurückdreht. Hier findet eine Art Flucht in eine Parallelwelt statt, in der alles ist wie früher. Ein Wahn begnügt sich nicht damit, sondern er konkurriert mit dem vor der Wahnbildung vorhandenen Realitätsbezug und versucht ihn zu dominieren. In dem eben beschriebenen Fall würden »Beweise« auftauchen, dass der Mann noch am Leben ist.

Beispiel 2: Verschwörungstheorien

Menschen schaffen sich zu allen Zeiten Verschwörungstheorien, um einen unerträglichen Verlust zu dementieren. Um etwa eine Kränkung des Nationalstolzes zu lindern, werden durch eine wunschgeleitete Suche nach Beweisen irrelevante Kleinigkeiten zu einer Theorie zusammengebraut, die das erwünschte Resultat notwendig hervorbringt. Heutzutage sind viele solcher Theorien bezogen auf den 11. September und auf die Verbrechen der Nazidiktatur im Umlauf. Menschen, die gewisse Tatsachen als unerträgliche Wunschversagung oder Anforderung empfinden, halten daran fest.

Beispiel 3: Querulatorischer Wahn

Damit befinden wir uns im Bereich der individuellen psychischen Krankheit. Man könnte den querulatorischen Wahn als eine private Verschwörungstheorie bezeichnen. Ein Mensch hat eine Niederlage oder einen Verlust, der von einer Autorität ausging, wie zum Beispiel ein Gerichtsurteil, nicht bewältigen können. Der Verlust wird aufgrund einer spezifischen Disposition als Verlust der Identität erlebt und in die Zukunft verschoben. Es beginnt die unermüdliche verbissene Suche nach einem Dementi der Versagung. Die Betroffenen studieren Gesetze, suchen die Gesetzeslücke, den Fehler in der Argumentation der Gegenseite, aber sie verlieren nur insofern die Realität, als sie unerhebliche Kleinigkeiten durch eine selektive Aufmerksamkeit, die sich auf Gegenbeweise einer unerträglichen Entscheidung fokussiert, überinterpretieren. Die Libidoablösung bleibt partiell und betrifft nicht das Ich in Gänze.

Beispiel 4: Wahn als Reaktion auf eine unerträgliche Wunschversagung
Ein ehrgeiziger Wissenschaftler droht mit einem Projekt zu scheitern, an dem er mit ganzem Herzen und großer Leidenschaft hängt. Zaghafte Versuche, das Projekt zu retten, finden keine Resonanz bei den Mitarbeitern und Vorgesetzten. Nach einem präpsychotischen Zustand kommt es zu einer akuten Psychose, in der er überzeugt ist, sein Projekt werde hinter seinem Rücken weitergeführt und er werde zu gegebener Zeit an die Spitze eben dieser Forschungseinrichtung gerufen. Die Aufmerksamkeit liefert die Hinweise für eine wahnhafte Lösung. Hier dient ein Wahn recht durchsichtig dazu, eine unerträgliche Enttäuschung, die innerlich aufgehoben wurde, zu kompensieren.

Beispiel 5: Wahn als Reaktion auf eine unerfüllte Liebe
Eine junge Frau empfindet Liebesgefühle gegenüber einem neuen Vorgesetzten. Ihre sehnsüchtigen Wünsche, er möge sich für sie interessieren, werden enttäuscht. Sie selbst lebt in starker Abhängigkeit von ihrer Ursprungsfamilie, ist wenig selbstbewusst und völlig außer Stande, ihren Wunsch abgesehen von minimalen Gesten einer Erfüllung näherzubringen. Es kommt, nach einer Zeit der Unruhe etc. zur akuten Psychose. Sie sieht jetzt überall Hinweise dafür, dass sie geliebt wird, eine Nachricht, die sich über die ganze Welt verbreitet. Verwendet man zum Verständnis des Wahns den Schlüssel der negativen Halluzination, so wurden also ein erotischer Wunsch (Liebeswahn) und auch ein Wunsch nach Anerkennung, ein narzisstischer Wunsch, nachdem es zur Libidoablösung, zur Auflösung der Ich-Organisation gekommen war, als Suchbegriffe für die Aufmerksamkeit verwendet.

Beispiel 6: Wahn als Reaktion auf ein Dilemma zwischen Autonomie und Abhängigkeit
Ein Mann, der äußerlich sehr unnahbar und sehr intellektuell wirkt und niemanden an sich heran lässt, kommt im Elternhaus, wo er von der Mutter versorgt wird, gut zurecht. Bei einer Auslandsreise, in der er es nicht schafft, einen Anschluss zu finden, kommt es jedoch zu einer akuten Psychose mit Verfolgungswahn. Er erkennt überall Hinweise für Beobachtung und Verfolgung. Hier war es die dilemmatische Situation der drohenden Objektlosigkeit, des Absturzes in die völlige Beziehungslosigkeit bei gleichzeitiger Angst, in einer Beziehung das eigene Selbst, die eigene Identität zu verlieren (sich völlig auszuliefern und der Versuchung zu erliegen, sich in der Fremde bzw. im Fremden völlig zu verlieren und sich dadurch auf existenzbedrohende Weise zu verändern), die durch die Wahnbildung dementiert und strukturiert wurde. Es gab wieder eine Beziehung (durch die Verfolger) und die Bedrohung, sich in einer Beziehung zu verlie-

ren (der Selbstverlust), ist gleichermaßen (durch die Feindschaft der Verfolger) gebannt.

Beispiel 7: Wahn als Garant einer existenziell notwendigen Wahrheit
Eine Frau ist überzeugt davon, das ihr Körper über und über durch Misshandlungen zerstört worden sei. Medizinische Untersuchungen zeigen keinerlei krankhaften Befund, die junge Frau erlebt Erkrankungen, die ganz offenbar nicht realistisch sind. Es ergibt sich schließlich, dass die junge Frau in der Kindheit dem irritierenden und übergriffigen Verhalten einer selbst psychisch kranken Frau ausgesetzt war. Der objektiv falsche Wahn hatte eine objektiv richtige und für die Patientin existenzielle Wahrheit – nämlich dass ihr etwas Identitätszerstörendes angetan wurde – sozusagen als Stellvertreter bewahrt, er war eine Art Schließfach, um eine existenzielle Wahrheit zu schützen.

Beispiel 8: Wahn als Reaktion auf extreme Scham/Enttäuschung des Ich-Ideals
Eine Frau hat nach einem Gespräch mit einer Verkäuferin in einem Supermarkt ein seltsames Gefühl. Sie ist verunsichert, empfindet alles als irreal und als Spiel. Schließlich bekommt sie Angst, etwas Schreckliches getan zu haben. Sie interpretiert das, was Menschen in ihrer Umgebung sagen, wahnhaft als Kritik, schließlich hört sie Stimmen, die sie kritisieren und beschimpfen. Bei genauer Exploration erfährt man, dass die Frau sich von der Verkäuferin etwas hat aufschwatzen lassen, was sie eigentlich gar nicht wollte. Dieses Ereignis wurde gelöscht (»negative Halluzination«) und wahnhaft rekonstruiert. Aufgrund der Disposition konnte die Enttäuschung des Ich-Ideals/Überich nicht erlebt werden, sondern wurde zuerst wahnhaft (Kritik) und dann halluzinatorisch (kritisierende Stimmen) rekonstruiert. Man könnte leichtfertig sagen: ein enormer Aufwand dafür, sich einen Fehler nicht einzugestehen, würde dabei aber die traumatischen Ängste und die Labilität der Ich-Organisation, die in einem solchen Fall vorliegen, übersehen. Der Krankheitsgewinn besteht darin, dass ein eigenes als bodenlos und vernichtend erlebtes Versagen, eine vernichtende Unsicherheit nicht erlebt werden muss, sondern von außen kommt und dadurch in gewisser Weise abgefangen wird. Jetzt hat man ein Gegenüber, so schlecht es auch ist, wogegen man sich abgrenzen, wehren und empören kann.

Beispiel 9: Wahn durch Identifikation mit einem kulturellen Muster oder einer Person aus Religion oder Mythos
Ein junger Mann ist in seinem Wahn Highlander, ein Unsterblicher, der keine Kinder zeugen kann. Die Filmfigur schafft es, kurz gesagt, in einem Kampf

durch Jahrhunderte hindurch zu einem Mann zu werden, der zu einem Meister der Schwertkunst wird, alle Feinde besiegt, eine Frau heiratet und schließlich altern und Kinder zeugen kann. Verwendet man auch hier die Methode, nach den Inhalten der negativen Halluzination zu fragen, so geht es ganz offensichtlich um massive Probleme, eine männliche Identität zu erreichen, und um eine große Angst vor dem Leben und dem Tod. Die wahnhafte Identifikation rekonstruiert eine unerträgliche Infragestellung der männlichen Identität.

Beispiel 10: Wahn als Konkretisierung einer existenziellen Angst und Bedrohung
Ein heutzutage nicht ganz seltener Wahn ist die wahnhafte Überzeugung bei jungen Männern, ein Päderast zu sein, die – wie es scheint – die früher öfter anzutreffende wahnhafte Überzeugung, homosexuell zu sein, abgelöst hat. Gelingt es in solchen Fällen, zu den konkreten Tatsachen vorzustoßen, so ergibt sich regelmäßig eine extreme Angst vor eigenen Impulsen und Trieben, ja ein Horror vor jeglichen spontanen Lebensäußerungen. Alles scheint darauf hinzuweisen, dass es hier unter extremen Angstbedingungen dazu kommt, dass jemand, um nicht von einer fremden, nicht vorhersehbaren Sicht, einem zerstörerischen Blick, traumatisiert und in seiner Identität zerstört zu werden, den denkbar schlechtesten Platz einnimmt, der derzeit in der sozialen Hierarchie des abweichenden Verhaltens zu vergeben ist, um an diesem letzten Unterschlupf, der gleichzeitig jeglichen persönlichen Wert zerstört, wenigstens nicht aufgescheucht (überrascht, beschämt und damit traumatisiert) werden zu können. Das kann man unschwer auf eine Position jenseits des Lustprinzips beziehen.

Beispiel 11: Querverweis: Sekundäre Wahnformen
Die Desorganisation des Ich bei der Schizophrenie erfolgt nach dem Dargestellten, weil unerträgliche Affekte des Identitätsverlusts abgewehrt werden müssen. Aber auch eine primär kognitive Störung kann Ursache einer Wahnbildung sein. Viele Wahnvorstellungen im Alter (Altersparanoia) entstehen dadurch, dass die Integrationsleistungen des Ich jetzt vom kognitiven Ende her weniger werden. Ein komplizierter kognitiver Akt, wie zum Beispiel: »Ich habe die Brille vermutlich verlegt und kann mich nicht mehr erinnern, wo sie ist, weil eben mein Gedächtnis nachlässt«, wird kurzerhand zu: »Die Putzfrau hat die Brille gestohlen« vereinfacht. Auf diese Weise kann der Schreck bzw. die Lücke, die durch das Fehlen der Brille entstanden ist, psychisch weit weniger belastend verarbeitet werden. Oft werden diese Vorstellungen nur mit geringer affektiver Beteiligung vorgebracht, sie sind häufig initial noch korrigierbar und werden eher selten handlungsrelevant.

2.3.2 Halluzinationen

Die Psychodynamik der Halluzination weist Überschneidungen zur Psychodynamik des Wahns auf. Halluzinationen rekonstruieren nach einem Zusammenbruch der synthetischen Fähigkeiten des Ich ähnlich wie Wahninhalte Ereignisse, deren Erleben mit einer Vernichtung der Identität einhergehen würde und die deswegen in psychotische Symptome ausgelagert wurden. Der Wahn besteht darin, den für Gesunde irrelevanten und zufälligen Wahrnehmungen eine Bedeutung zuzuschreiben. Es finden sich zum Beispiel in der äußeren Realität Hinweise dafür, dass man geliebt oder verfolgt wird. Halluzinationen »lösen« das gleiche Problem dadurch, dass man die Stimme des Geliebten oder der Verfolger hört und mit ihnen verbunden ist. Aus dem akuten Dilemma, vom Absturz in den Abgrund, in die Lücke des Nicht-Seins kann man sowohl durch einen Wahn als auch von einer Halluzination »gerettet« werden. Halluzinationen verwenden allerdings die Ebene der eigenen Gedanken, die Innenwelt, die als Außenwelt erlebt wird. Man hört sich zu, während man denkt, und erlebt sein eigenes Denken und Vorstellen als eine Stimme, die von außen kommt. Das Denken wird zu einer Wahrnehmung. Wahn und Halluzinationen tauchen in einer Situation völliger Orientierungslosigkeit auf. Möglicherweise bezieht sich der Fokus der Orientierungslosigkeit beim Wahn mehr auf die Außenwelt. Äußere Ereignisse sind nicht mehr strukturierbar. Halluzinationen könnten auf eine völlige Orientierungslosigkeit in der Innenwelt hinweisen. Es sind keine Gedanken mehr möglich, die als wirklich und mit dem Gefühl der Ich-Haftigkeit empfunden werden. In dieser extremen Unsicherheit taucht die Halluzination als eine Lösung auf. Plötzlich gibt es etwas oder jemanden, der die quälende Unsicherheit und Orientierungslosigkeit beendet. Die subjektive Position wird – ganz anders als im Wahn, bei dem energisch verteidigt wird – aufgegeben. Man hört, wird gehorsam, unterwirft sich und ist nicht mehr jemand, der etwas behauptet und die Sprecherposition einnehmen kann. Die Orientierung kommt von außen, das eigene Verhalten wird kommentiert, man erhält Befehle und Anweisungen durch die Stimmen, man muss zuhören, wie sie einen in ihrem Dialog zum Objekt machen. Halluzinationen könnte man insofern mit einem GPS vergleichen, das sich einschaltet, wenn man jegliche Orientierung verloren hat.

Erklärungsbedürftig ist bei den Halluzinationen vor allem der innere Abstand, der es ermöglicht, eigene Aktivität als fremd und von anderen gemacht zu erleben. Federn (1956) hat von der Verlagerung der Ich-Grenze gesprochen. Nach seiner Theorie zieht sich bei der Schizophrenie das Ich zurück, eigenes Handeln, Denken, Körperteile und Funktionen verlieren den Charakter der Meinhaftigkeit und werden als Außenwelt empfunden. Die hier vorgebrachten Hypothesen könnte man ähnlich dahingehend extrapolieren, dass im Unterschied zum Wahn, bei dem sozusagen ein »Knick« in der Zeit bzw. eine Umkehr des Zeitablaufs entsteht, bei der Halluzination die Störung der subjektiven Zeit dahingehend besteht, dass die Handlung und das Gefühl Handelnder zu sein – zwei normalerweise als gleichzeitig erlebte Vorgänge –, zeitlich auseinander driften. Dieser zeitliche Abstand ergibt die Möglichkeit der Objektivierung und Verkennung, des »Shifts« von eigen zu fremd. Diese Beschreibung ist Modellen aus den Neurowissenschaften sehr ähnlich, die davon ausgehen, dass (zumindest auditorische verbale) Halluzinationen durch einen beeinträchtigten Monitoring-Vorgang (fehlende Übereinstimmung zwischen sensorischer Erfahrung und Erwartungswert und/oder defizitäres source monitoring) zustande kommen, bei dem eigene Gedanken und innere Rede als unbeabsichtigt und fremd empfunden werden. Dies wird ebenso wie beim Wahn durch negative Gefühle und Antizipation von Gefahr, wie auch durch Attributionsverzerrungen und fehlerhafte Gedächtnisprozesse (unkontrollierbares Eindringen von Gedächtnisinhalten) gefördert und aufrechterhalten (Tracy & Shergill, 2013).

> Ein Patient berichtet seit Langem, dass er die Stimme Jesu hören könne, die gewöhnlich sinnvolle Empfehlungen oder Verbote gebe. In der vorherigen Stunde hatte der Patient deutlich belastet erwähnt, er höre nun auch die Stimme seines Bruders, der gesagt habe, »Ich (der Bruder) hasse ihn (den Patienten)«. In der Stunde darauf wird nochmals die Beziehung zum Bruder Thema. Der Patient berichtet nun, dass der Bruder am Telefon nach einer größeren Geldsumme gefragt hatte. Er als religiöser Mensch gebe natürlich gern. Jesus aber habe gesagt: »Gib ihm kein Geld!« Auch habe er gehört, wie der Bruder Jesus gelästert habe. Das mache ihm die Entscheidung leichter. Die Therapeutin wirft vorsichtig ein, ob er sich denn nicht getraut habe, dem Bruder die Summe zu verweigern. Der Patient lacht und bejaht.

Das Beispiel verdeutlicht, dass Phoneme häufig externalisierte Selbstanteile darstellen, die nicht mehr als meinhaft empfunden werden. Oft geht es hierbei um persönlich wichtige Aspekte, die noch nicht erlebbar sind, wie zum Beispiel der Verstoß gegen das Ich-Ideal, der Ärger auf den Bruder oder das Gefühl, von der Familie nicht anerkannt zu werden.

2.3.3 Klinische Ich-Störungen

Die beschriebenen basalen Störungen der Wahrnehmung des Selbst und der Intentionalität, können zu sekundären Störungen auf der reflexiven Ebene führen, wie zum Beispiel zu »Ich-Störungen« im Sinne Kurt Schneiders oder zu Halluzinationen, in der der Patient in der 3. Person etwas über sich hört (die in der DSM-IV vorgenommene Einordnung der Ich-Störungen unter »bizarren Wahn« ist weniger intuitiv und entspricht nicht der hier vertretenen Pathogenese). Fuchs (2015) beschreibt als Phasen eines Überganges von der basalen Selbststörung zur Ich-Störung zunächst

1) eine Entfremdung von der eigenen Intentionalität und Automatismenverlust,
2) das Zerbrechen des intentionalen Bogens und
3) den Verlust des bewussten Erlebens von Meinhaftigkeit und Urheberschaft (»Umkehr der Intentionalität«). Diese Erfahrung wird zunächst in einer »Als-ob«-Qualität wahrgenommen, externalisiert und
4) schließlich wahnhaft verarbeitet.

Für die psychodynamische Psychosentherapie ist der Rekurs auf das Konzept der Urheberschaft und Intentionalität wichtig, unabhängig davon, wie eine Ich-Störung letztlich ausgestaltet wird. Es geht hier weniger um eine kognitive Mechanismen oder Störungen der Metarepräsentation, sondern um eine Schwächung des präreflexiven Selbstgewahrseins, welches auch im ambulanten psychotherapeutischen Setting Beachtung finden sollte, auch wenn psychiatrisch manifeste »Ich-Störungen« schon abgeklungen sind.

2.3.4 Katatonie/katatoniforme Symptomatik

Die ohnehin umstrittene und in dieser Form nicht mehr aufrecht zu erhaltende Unterteilung des Krankheitsbildes der schizophrenen Psychose in verschiedene Unterformen ist insbesondere bezogen auf die Katatonie heutzutage zweifelhaft. Die früher oft beschriebene katatone Form der Erkrankung in ihrer gefährlichen Ausprägung als perniziöse Katatonie ist heutzutage praktisch nicht mehr anzutreffen. Katatoniforme Symptome, etwa im Sinne von Bewegungsstereotypien, der Unfähigkeit, Handlungen abzuschließen, Negativismus, Sperrung, Stupor, Echolalie und Echopraxie, Manierismen, Ambivalenz und Ambitendenz im Sinne einer Unfähigkeit, sich zu entscheiden – zum Teil mit dem anderen Extrem einer plötzlich erfolgenden Handlung –, beobachtet man hingegen auch noch heute. Offensichtlich ist dabei der psychische innere Raum fast nicht mehr vorhanden. Freud (1930a) verweist im Zusammenhang der Katatonie auf Berichte, gemäß derer im alten China der Kaiser über Stunden regungslos auf seinem Stuhl sitzen musste. Die kleinste Bewegung hätte die Stadt, den Staat und sogar den Kosmos bedrohlich erschüttert. Freud hat damit intuitiv sehr viel von der inneren Situation der Erkrankten verstanden. Es fehlt demnach völlig die Orientierung, was Handlungen anrichten, sie können extreme Folgen haben, die man in keinster Weise einschätzen kann und die alles, das Ich und die Welt, zerstören können. Damit verlieren (wie beim Kaiser von China) banale Handlungen ihre Banalität, werden existenziell und bedrohen die Identität mit unübersehbaren, in keinster Weise kontrollierbaren Folgen. Dieser ungemeine Druck kann sich in Ausbruchsversuchen (»Durchbruchshandlungen«, Raptus) Luft verschaffen. Bei der Katatonie hat das Ich bzw. die Ich-Grenze sich bis zur Motorik zurückgezogen. Dabei geht der innere Raum, der psychische Binnenraum gegen Null. Die Echophänomene und der Negativismus bleiben als sogenannte On-off-Phänomene, als binäre Reaktionsmöglichkeiten völliger Angleichung oder reiner Differenz.

2.3.5 Hebephrenie und desorganisierte Schizophrenie

Auch hier ist wie bei der Katatonie nach der Desorganisation des Ich eine Rekonstruktion (Reorganisation) des Ich nicht geglückt. Meist bestehen wechselnde Symptome wie Wahn und Halluzinationen, die allerdings keine systematische und damit letztlich auch stabilisierende Gestalt annehmen. Oft treten formale Denkstörungen wie Zerfahrenheit als Ausdruck einer Störung der subjektiven Zeit auf. Verschiedene Zeiten mit ihren jeweiligen Erfahrungsbereichen sind nicht klar voneinander getrennt und können unvermittelt aufeinanderfolgen. Das Verhältnis zwischen Wort und Ding ist gestört. Der Patient erzählt etwas, von dem er denkt, es wird erwartet, ohne Bezug zum eigenen Erleben. Der Patient kann nicht von sich sprechen, wenn er zum anderen spricht, und er kann nicht zum anderen sprechen, wenn er von sich spricht (extremes Identitätsdilemma). Er kann sich in keiner Weise interpersonell positionieren und weicht in verschiedene Zeiten und Ich-Zustände aus. Es besteht eine permanente extreme Angst, dass jederzeit alles zusammenbrechen kann. Die Welt ist völlig unberechenbar und ohne Verlässlichkeit. Das innere Erleben findet keinen Ausdruck mehr, der Affekt kann inadäquat oder flach wirken, die Resonanz mit dem Erleben Anderer ist häufig aufgehoben. Besondere Schwierigkeiten bereitet es daher, zu den Kranken eine Beziehung aufzubauen.

2.3.6 Negativsymptomatik und »Autismus«

Die Negativsymptomatik ist überwiegend als primärer Defektzustand oder Desintegrationssymptom aufgefasst worden. Auch psychodynamisch geprägte

Autoren sehen hier manchmal eher eine biologisch fixierte, unverständliche und unveränderliche Situation als ein dynamisches, der Therapie zugängliches Geschehen (Hartwich & Grube, 2015, S. 80f.). Die breite Konzeptualisierung von Negativsymptomatik als etwas »Fehlendem«, einem Defekt, verdeckt allerdings die Vielschichtigkeit der Problematik. Bleuler prägte zwar den Begriff des schizophrenen »Autismus« als Ausdruck schizophrener Psychopathologie, konzipierte diesen jedoch analog zur Freud'schen Regression zu Narzissmus oder infantilem Autoerotismus im Sinne des Rückzugs in eine reiche Fantasietätigkeit, in eine »Welt von allerlei Wunscherfüllungen und Verfolgungsideen« (Bleuler, 1983, S. 414f.), wenngleich dieser eine auffällige Ignoranz gegenüber den Gedanken und Gefühlen anderer Menschen nach sich ziehe. Kraepelin (1913) hingegen sah die »Ablehnung jeder seelischen Berührung« (ebd., S. 720ff.) als eine Erscheinungsform des Negativismus bzw. als Folge gestörter Intentionalität und einer Unterproduktion von Fantasien an. Minkowski (1953 [1927], S. 65ff.) nahm den Autismus als primären Vulnerabilitätsfaktor (»trouble générateur«) für die Entstehung einer Schizophrenie an. Analog zur Kontroverse zwischen Bleuler und Kraepelin unterschied er »reiche«, traumähnliche Formen des Autismus im Sinne Bleulers vom »Autisme pauvre«: Nur Letzterer sei als Grundstörung anzusehen und manifestiere sich als Defizit des »vitalen Kontakt[es] mit der Welt« (ebd., S. 62ff.) einschließlich der gefühlsmäßigen Resonanz mit anderen (ebd., S. 128f.). Patienten mit dominanter Negativsymptomatik zeigen oft ausgeprägte Störungen ihrer Intentionalität, die sich

1) als dynamische Insuffizienz und Asthenie,
2) als autistisch-wahnhafte Eigenweltlichkeit oder
3) als charakterliche Veränderung äußern können (Mundt, 1984).

Frith (1992, S. 122f.) beschreibt, dass Kinder unter zwei Jahren zwar Informationen über ein Ziel (wie eine Süßigkeit, die sich an einem bestimmten Ort befindet) haben können, aber dieses Ziel nicht (sekundär) repräsentieren, und daher auf Hindernisse eher mit stereotypem oder habituellen Verhalten oder gar willenlos reagieren, und nicht (wie ältere Kinder) ihr Verhalten bewusst modifizieren, um das Ziel doch noch zu erreichen. Analog scheinen sich manche Patienten zeitweise in einem solchen »teleologischen« Modus (Fonagy & Target, 1996) zu befinden – die Umwelt wird im Hinblick auf reine Wunscherfüllung funktionalisiert und »gebraucht«. Für Angehörige und Therapeuten kann ein solches, manchmal geradezu antisozial anmutendes Insistieren, bei dem das Gegenüber zu einem nicht-existenten oder seelenlosen Objekt zu werden scheint, genauso wie scheinbare Willenlosigkeit (Avolition, Abulie) und Mangel an Motivation schmerzlich sein.

Unter dem Blickwinkel des Dilemmakonzeptes hingegen zeigt sich unter dem Symptom des Autismus die Angst vor der Vernichtung des Selbst durch Verschmelzung mit dem Anderen: Die autistische Isolation wird zum Schutz vor Überwältigung und Invasion, vor der Bedrohung der Existenz durch die Realisation von »Nicht-Ich«. Anders ausgedrückt: Auch sogenannte »Defizienzsyndrome« sind als Prävention und Reaktion auf eine »Überforderung instabiler Intentionalität«, des »affektiv virulenten Intendieren-Müssens« anzusehen (Mundt, 1984). Bindung wird vermieden, ihre Bedeutung verleugnet, Trennungen werden scheinbar emotionslos hingenommen, sozialer Kontakt (auch der zum Therapeuten) bereits dann unterbunden, wenn er zu entstehen beginnt.

Oft ist es nicht leicht, klinisch zu unterscheiden, worauf eine schwere »negativ« anmutende Symptomatik zurückzuführen ist:

1) Echte primäre Negativsymptomatik

Diese geht mit ausgeprägten Störungen der Repräsentation (völliges Fehlen der Vorstellung über mentale Zustände) und dem Selbst als intentionalem Urheber einher. Es wird meist nicht spontan berichtet, sondern beobachtet (»autisme pauvre«).

> Ein 36-jähriger IT-Ingenieur, der bislang unter starkem strukturierenden Einfluss seiner Mutter gelebt hatte, erkrankt nach dem Tod seines Vaters schleichend und mit zunehmender Antriebslosigkeit, Abulie, Rückzug, massiver psychomotorischer Verlangsamung, Ambivalenz und Verwahrlosung. Letztlich wird er von Kollegen untätig und ohne Leidensgefühl vor dem PC gefunden und ins Krankenhaus gebracht. Es wird die umstrittene »Schizophrenia simplex« diagnostiziert.

2) Absorption in eine psychotisch ausgestaltete Privatwelt

> Ein hospitalisierter Patient verbringt 23 Stunden des Tages im Bett, ohne sich zu pflegen oder irgendetwas zu tun. Erst spät räumt er ein, dass er sich in einer idealen Welt voll Schönheit, Romantik und Liebe befand, in der er intensiv mit Phonemen kommunizierte (»autisme riche«).

3) Sekundäre Negativsymptomatik

Am häufigsten müssen hier pharmakogene Einflüsse genannt werden, die nicht nur durch die spezifische, dopaminantagonistische Wirkung von Neuroleptika im Bereich des »Belohnungssystems« und präfrontalen Cortex zustande kommen, sondern auch durch Müdigkeit, depressiogene Effekte und sonstige Nebenwirkungen. Diese können auch bei geringer oder moderater Dosierung auftreten und werden aber von Patienten meist explizit beklagt. Durch Neuroleptika induzierte Hypomimie kann die emotionale Expressivität der Patienten weiter reduziert werden, was die ohnehin oft veränderten sozio-emotionalen Abstimmungs- und Resonanzprozesse noch weiter erschweren kann (manches »Praecox-Gefühl« entsteht erst nach Medikamenteneinnahme!).

4) »Tertiäre«, das »Lebensarrangement« (Mundt, 1984) betreffende Negativsymptomatik
Diese wird durch soziale Deprivation und Exklusion, (Selbst-)-Stigmatisierung und mangelnden Erwerb sozialen Wissens hervorgerufen und verursacht einen Kompetenzverlust mit konsekutivem Rückzug und Resignation.

2.4 Zusammenfassung und Einordnung des psychodynamischen Ansatzes

Es wurden psychodynamische Faktoren der Vulnerabilität/Disposition der Schizophrenie beschrieben. Diese gehören zu den psychologischen Faktoren im biopsychosozialen Modell der Ätiologie der schizophrenen Erkrankung. Daneben sind auch genetische, neurobiologische, zerebrale (Gehirnreifung), soziale und möglicherweise auch traumatogene Faktoren für die Vulnerabilität/Disposition bedeutsam.

Eine Auflösung des Ich, wie sie während der akuten Psychose zu beobachten ist, kann auch durch andere Faktoren ausgelöst werden. Diese sind: Meditation/Trance, organische Erkrankungen, Drogen, Aufenthalt in einem Isolationstank, Reizüberflutung sowie Nahtoderfahrungen. Allerdings gelingt in diesen Fällen eine Rückkehr, man landet wieder auf dem Boden des »Common Sense«. Bei der Schizophrenie verhindern die dargestellten extremen Spannungen und Dilemmata diesen Weg zurück und es kommt zu einer Neuschaffung, zu einem nicht selten relativ stabilen Umbau der Realität, mit der Konsequenz des Ausstiegs aus der sozialen, mit anderen teilbaren Wirklichkeit.

3 Folgen und Folgezustände

In diesem Kapitel werden einige Folgen und Folgezustände einer schizophrenen Psychose beschrieben. Dazu gehören Ängste und Verunsicherung durch das Erleben des Kontrollverlusts und/oder durch Erlebnisse im Zusammenhang mit der Behandlung sowie die unspezifischen Störungen, die im Zusammenhang mit einem langen Krankheits- bzw. Behandlungsverlauf stehen.

3.1 Angst und Unsicherheit durch das Erleben des Realitätsverlusts (»postpsychotische Depression«)

Nicht wenige Patienten erleiden einen regelrechten Schock, wenn sie, nachdem die akute psychotische Symptomatik abgeklungen ist, erstmals realisieren, dass sie mit völliger Überzeugung und Sicherheit in einem anderen Realitätsbezug gelebt und vor allem auch gehandelt haben. Sie schaudern wie vor einem Abgrund bei dem Gedanken, was alles hätte passieren können – besonders in den seltenen Fällen, in denen jemand im Zustand der Psychose in einer wahnhaften Mission unterwegs war und vorhatte, jemanden anzugreifen oder sogar ganz real gewalttätig wurde. Dies vermischt sich oft mit dem Gefühl, nunmehr keinerlei Maßstab, keinerlei Referenz zu besitzen, um zu entscheiden, ob das eigene Erleben psychotisch ist oder normal. Das kann zu einem extremen Selbstmisstrauen führen und wird oft auch als extreme Kränkung des Selbstwertgefühls depressiv verarbeitet. Manche Betroffene haben das quälende Gefühl, jetzt nie mehr unbefangen etwas tun zu dürfen, was sie begeistert und was ihnen etwas bedeutet, weil sie denken, dass sie dann in den gefährlichen Bereich der Psychose geraten. Sie fühlen sich dazu verurteilt, fortan von ihrer Lebendigkeit abgeschnitten zu sein. Zu diesen

Faktoren kommt oft noch die große Erschöpfung nach der akut psychotischen Phase, die ja mit extremer Anspannung, Erregung Schlaflosigkeit und oft mit permanenter Gedankentätigkeit einhergeht. Diese Faktoren scheinen zusammen genommen für das, was als postpsychotische Depression bezeichnet wird, verantwortlich zu sein.

3.2 Angst und Unsicherheit durch Erlebnisse im Zusammenhang mit der Behandlung

Aus der oben dargestellten Pathogenese ergibt sich, dass vor allem bei akuten Psychosen eine extreme Sensibilität besteht. Durch die Desorganisation des Ich ist die Fähigkeit, Reize zu filtern und abzuschwächen, deutlich herabgesetzt. Dazu kommt, dass oft eine fast völlige Unsicherheit und Desorientierung bezüglich der menschlichen Umwelt vorherrscht. Nicht immer wissen die Behandler, dass sie es unter Umständen mit jemandem zu tun haben, der jegliche Sicherheiten verloren hat und der nur noch schwerlich dazu in der Lage ist, sich sozial zu orientieren und seinem Gegenüber den sonst üblichen Vertrauensvorschuss zu geben. Er kann zum Beispiel ein Krankenhaus nicht mehr mit einem Ort gleichsetzen, an dem ihm geholfen wird, oder Ärzte und Pflegepersonal als Menschen wahrnehmen, die ihm helfen und ihn beschützen. Im schlimmsten Fall kann es passieren, dass die psychiatrische Behandlung als eine Bestätigung von paranoiden Ängsten erlebt wird. Vor allem bei mechanischen Beschränkungen (Fixierungen) fühlen sich Patienten oft völlig hilflos, ausgeliefert, überwältigt und gedemütigt. Solche Erfahrungen können traumatische Qualität annehmen und zu hartnäckigem Misstrauen gegenüber Professionellen führen. Der Zusammenhang sowohl zwischen traumatischen Erfahrungen im Zusammenhang mit der Erkrankung selbst als auch mit der Behandlung im Krankenhaus und den Symptomen der posttraumatischen Belastungsstörung findet zunehmende Bestätigung und betraf im Median mehr als ein Drittel der untersuchten Patienten (Berry et al., 2013).

3.3 Unspezifische sekundäre Störungen: Ängste, Zwänge, Rückzug und Hemmung

Berücksichtigt man die Frage, die bereits Pinel (1801) stellte, nämlich was die Krankheit und was die Folge unserer Behandlung sei, so lässt es sich nur schwer entscheiden, worin die Ursachen für die psychopathologischen Zustandsbilder, die man als Chronifizierung, als »schizophrenen Defekt« oder als Residuum bezeichnet hat, liegen. Klinisch findet man oft eine Negativsymptomatik (vgl. Kapitel 2.3.6), welche sich subjektiv oft mit eingeschränkter Vitalität, aber auch Entmutigung, Passivierung und vermindertem Selbstwertgefühl in Verbindung bringen lässt. Manche Patienten grübeln permanent, sie müssen alles »durchdenken« und »aufarbeiten« und sind in ihrer Spontaneität und ihren Aktionen deswegen massiv eingeschränkt (Hyperreflexivität). Andere Patienten leiden unter einem zwanghaften Grübeln, dass sie an körperlichen Defekten leiden würden, wobei negative Untersuchungsergebnisse nur wenig Erleichterung verschaffen. Manchmal kommt es zu ängstlichen Befürchtungen zum Beispiel bezogen auf die Ausscheidungsvorgänge, die den Radius der Betroffenen einengen: Ängsten, nicht rechtzeitig eine Toilette zu finden, an einem »Reizdarm« und/oder einer »Reizblase« zu leiden, die jede Reise zu einem Wagnis machen. Zwangssymptome können zwar bereits in der Prodromalphase oder als Nebenwirkung von manchen Neuroleptika auftreten, zeigen sich aber auch im Verlauf, zum Beispiel als Ordnungs-, Kontroll- oder sonstige Zwänge. Zwangsgedanken sollten nicht vorschnell als Wahngedanken aufgefasst werden, auch wenn eine Abgrenzung schwierig sein kann. Die psychodynamische Dimension dieser Symptome scheint darin zu liegen, dass eine Angstbindung erfolgt. Die apokalyptischen Ängste, die oft bei akuten Psychosen vorherrschen, haben sich in phobisch anmutende Ängste verwandelt, die die Beziehung zur Integrität und Intaktheit des eigenen Körpers und der Körpervorgänge oder die eigene Handlungskompetenz betreffen. Die Betroffenen leiden stark darunter, dass ihnen die übliche Selbstverständlichkeit des Körpers, seltener auch der geistigen Vorgänge abhandengekommen ist. Der Alltag ist erschwert, weil die Patienten diesen Phänomenen enorme Aufmerksamkeit zuwenden müssen und oft auch genötigt sind, komplizierte Bedingungen zu erfüllen, um überhaupt handlungsfähig zu sein.

4 Die modifizierte psychodynamische Behandlungstechnik

»Bei der Schizophrenie bedeutet der Analytiker nicht die Mutter, er ist die Mutter.«
Harold F. Searles, 1963

Warum ist eine Modifikation der Behandlungstechnik erforderlich? Eine Modifikation der Behandlungstechnik bei Schizophrenie kann auf Freud basieren, der von einer »Analyse der Störungen und Zerstörungen des Ich« (Freud, 1916–17a, S. 438) erwartet, die bisherigen unüberwindlichen Hindernisse bei der Behandlung schwerer Störungen zu überwinden. Er schreibt insbesondere bezogen auf die von ihm als »narzisstische Störungen« bezeichneten Krankheitsbilder, die heutzutage den Psychosen entsprechen: »[U]nsere technischen Methoden müssen also durch andere ersetzt werden« (Freud, 1916–17a, S. 438). Argumente für eine Modifikation der psychoanalytischen Behandlungstechnik bei der Schizophrenie ergeben sich aus den im ersten Teil dargestellten Vorstellungen zur Pathogenese der Erkrankung. Die klassische Behandlungstechnik ist nur anwendbar, wenn die Ich-Organisation und die Realitätsverarbeitung des Patienten nicht in einem größeren Ausmaß gestört sind, und sie ist nur möglich, wenn ein interpersoneller Austausch stattfinden kann. Einsichtsorientierte Methoden setzen voraus, dass sowohl die subjektive Zeit als auch die Fähigkeit zur Repräsentanz der Erfahrung, die Zuschreibung von Bedeutungen und die Fähigkeit, die Intensität der Eindrücke zu regulieren, im Wesentlichen intakt sind. Sie setzen weiter voraus, dass der Patient dazu in der Lage ist, Äußerungen seines Gegenübers (des Therapeuten) konstruktiv zu verwerten.

> Eine Patientin erlebt den Therapeuten so, dass alles was er sagt, sie sofort unmittelbar beeinflusst. Wenn er zum Beispiel sehr vorsichtig fragt: »Macht Ihnen das oder das Angst?«, ruft sie sofort aus: »Hören Sie auf, Sie machen mir Angst!«

Die Patientin erlebt ganz offensichtlich die Worte des Therapeuten nicht als Äußerung innerhalb eines sprachlichen Kontexts, sondern als bloßen Auslöser für ihre Emotion. Angst ist dann kein Wort, das etwas bezeichnet. Das Aussprechen des Wortes Angst ist der direkte Auslöser für Angst. Es besteht also kein Abstand, kein Puffer, wodurch Ereignisse auf Distanz gehalten werden könnten. Es gibt kein Ich, das Einsichten produktiv verwerten kann. Die Erfahrung kann nicht repräsentiert werden, das Erleben ist nicht durch Symbole handhab- und steuerbar. Es fehlen ein Spielraum (was eine zeitliche Dimension beinhaltet) und die Möglichkeit einer Abmilderung des Erlebens.

> Ein Patient sieht überall Hinweise, die ihm bedeutungsvoll erscheinen. Er habe ein rotes Auto gesehen, das sei ein Hinweis auf die Verfolger. Der Patient produziert Bedeutungen im Überfluss und hat völlig die Kriterien verloren, um realistische von unrealistischen Bedeutungszuschreibungen zu unterscheiden.

Es leuchtet unmittelbar ein, dass es wenig sinnvoll ist, wenn jetzt der Therapeut eine weitere Bedeutung hinzufügt, etwa dem Patienten erklären will, was sein Erleben bedeute, dass er zum Beispiel dies oder jenes Gefühl nicht verarbeiten könne. Die Vermittlung von Einsichten ist unmöglich, wenn keine Kriterien existieren, um innerhalb einer übersteigerten Bedeutungsproduktion Fantasie von Realität zu unterscheiden.

> Ein Patient fühlt sich bereits durch banale Feststellungen des Therapeuten bedroht und verunsichert. Er sitzt unruhig im Sessel, es fällt ihm sehr schwer, Blickkontakt einzugehen und auch die Stunde durchzuhalten, welche daraufhin verkürzt wird. Jede Frage oder Äußerung des Therapeuten wird wie in einem Ping-Pong-Spiel zurückgewiesen. Auf die gutgemeinte Frage, ob er die Stunde als anstrengend empfinde, reagiert er empört und vorwurfsvoll: »Sie wissen doch überhaupt nicht Bescheid!«

Wenn ein Patient sich selbst in einer großen Orientierungslosigkeit und Unsicherheit befindet, ist das Wissen eines anderen für ihn existenziell bedrohlich und existenzvernichtend. Es liegt keine interpersonelle Konstellation vor, in der ein Patient Einsichten aufnehmen und konstruktiv verwerten kann, solange der Vorgang des Erkanntwerdens als Bedrohung der Identität erlebt wird. Der Patient kann nicht verstehen und nicht sprechen, solange er noch keine Position in der Sprache einnehmen, sich darin nicht personalisieren kann. *Das zugrunde liegende akute Dilemma, das einen interpersonellen Austausch unmöglich macht, ist nicht durch Einsichtsprozesse veränderbar.*

Die bisherigen Überlegungen haben ergeben, dass es sich bei der Schizophrenie nicht um einen Konflikt zwischen Trieb und Abwehr handelt. Freud

(1924b [1923]) sieht die Neurose als Ausdruck eines Konflikts zwischen dem Ich und dem Es, die Psychose als den analogen Ausgang eines Konflikts zwischen dem Ich und der Außenwelt. Es geht also nicht um Bedeutungen (die Patienten produzieren sie oft selbst im Übermaß) oder das Aufdecken von unbewussten Inhalten, sondern um die Fähigkeit Affekte und Situationen als Erfahrung in Echtzeit mit intaktem Ich zu erleben. Es geht um eine Reintegration einer ausgelagerten (externalisierten) Erfahrung und nicht um die Aufdeckung einer ausgelagerten (externalisierten) Bedeutung. Triebtheoretische Konzepte, wie destruktiver Narzissmus, archaische Aggression, Neid auf den Analytiker oder Angriffe auf die Kreativität des Analytikers erscheinen unter dieser Perspektive eher fragwürdig.

4.1 Anwendungsbereich der modifizierten Behandlungstechnik

In der konkreten Behandlungspraxis haben wir es mit Patienten zu tun, die sich in Bezug auf Symptomatik und deren Ausmaß, in der Krankheitsverarbeitung und durch unspezifische Symptome und Komorbiditäten unterscheiden. Alle fallen in den Anwendungsbereich der modifizierten Behandlungstechnik:

Spezifische Symptomatik der psychotischen Störung	**»Folgezustände«: Probleme der Krankheitsverarbeitung, unspezifische Symptome und Komorbiditäten**
➢ Patienten mit dilemmatischen Konstellationen, die im Rahmen der Früherkennung auffallen (z. B. bei Patienten mit genetischem Risiko, »Früherkennungshypochondrie«, Individuationsprobleme) ➢ Patienten mit manifester Prodromalsymptomatik ➢ Patienten mit akuten Psychosen oder Präpsychosen (meist im stationären oder stationsersetzenden Setting) ➢ Patienten mit vorübergehenden/abklingenden Symptomen nach einer akuten psychotischen Episode	➢ Patienten, die nach einer akuten Psychose keine oder nur gering ausgeprägte psychotische Symptome aufweisen ➢ Patienten, die unter Folgen und Folgezuständen einer akuten Psychose leiden (Themen der Erkrankungsverarbeitung, Readjustierung im sozialen/persönlichen Bereich, Umgang mit Rollenverlusten, Trauer, posttraumatische Symptome, negative Behandlungserfahrungen) ➢ Patienten mit postpsychotischer Depression

Spezifische Symptomatik der psychotischen Störung	**»Folgezustände«: Probleme der Krankheitsverarbeitung, unspezifische Symptome und Komorbiditäten**
➢ Patienten mit prominenten Einzelsymptomen, wie z. B. Wahn ➢ Patienten mit länger bestehenden Symptomen ➢ Patienten mit dominanter Negativsymptomatik	➢ Patienten mit dominanter (sekundärer) Negativsymptomatik ➢ Patienten, die unter unspezifischen Störungen wie Ängsten, Zwängen, Rückzug, Hemmungen etc. leiden ➢ Patienten mit Nebenwirkungen und Einschränkungen durch die pharmakologische Therapie ➢ Patienten mit manifesten Komorbiditäten (Suchterkrankung, Angst- und Persönlichkeitsstörungen)

Tab. 1

Die Therapie muss jeweils angepasst werden. Die im Folgenden beschriebene Behandlungstechnik ist prinzipiell gültig und anwendbar. Im Anschluss daran gehen wir auf spezifische Situationen und die Ergänzungen zur Behandlungstechnik ein.

4.2 Die psychotherapeutische Haltung

Für den Begriff der psychotherapeutischen Haltung gibt es keine klare Definition, oder besser: Die psychotherapeutische Haltung ist viel beschrieben worden, eine Definition im eigentlichen Sinne hat sich dabei jedoch nicht durchgesetzt. Viele Autoren bezeichnen die psychotherapeutische Haltung als zentral, wobei deren Wirkung aufgrund nicht einheitlicher Definitionen schwer nachweisbar ist. Genauer untersucht ist die häufig synonym verstandene psychotherapeutische Beziehung, die jedoch erst auf eine spezifische Haltung folgen kann und die im Gegensatz zur Haltung einer ständigen Weiterentwicklung im psychotherapeutischen Prozess unterliegt. Zur psychoanalytischen Haltung beschreibt Kutter (1988) zwei Extreme: Zum einen die des unbeteiligten, distanzierten Analytikers, der »wie eine Spiegelplatte nichts anderes zeigt, als das, was ihm gezeigt wird« (Freud, 1912e, S. 384), was darauf hinausläuft, dass nicht die Haltung des Psychoanalytikers das entscheidende Grundprinzip psychoanalytischen Handelns ist, sondern die Deutung. Und zum anderen den Gegenpol derer, die sich menschlich auf ihre Patienten einlassen, um sie über eine Kommunikation ohne Worte zu verstehen. Zwischen den Extremen des zu distanzierten und des zu stark mitfühlenden Analytikers gibt es in der täglichen psychoanalytischen Praxis viele Zwischenstufen (Kutter, 1988). Gibt es eine Haltung, die in der Arbeit mit Menschen mit Psychosen die »richtige« ist? Alanen (2005) hat mit dem Satz: »Das Bild, was wir vom Patienten haben, bestimmt unsere Haltung« und dem Zitat einer Mitarbeiterin: »Die beste Haltung gegenüber Menschen, die an einer schizophrenen Psychose erkrankt sind, müsste die gleiche sein, welche die beste Haltung uns allen gegenüber wäre« (Anita Kokkola zit. in Alanen, 2014, S. 54), die Grundlage und Notwendigkeit einer symmetrischen Beziehungsgestaltung aufgezeigt. Diese Symmetrie ist aufgrund der Rollenunterschiede des Therapeuten und auch des Teams zum Patienten zunächst schwer nachzuvollziehen, aber trotz dieser Rollenverteilung möglich: Mit dem Beginn einer Beziehung zwischen Therapeut bzw. Team und Patient beginnt eine gemeinsame Arbeit, bei der jeder der beiden auf den anderen angewiesen ist (siehe auch Abb. 4). Das wesentliche Merkmal aller menschlichen Beziehungen ist die Gegenseitigkeit. Die Haltung, die notwendig ist, um mit den Menschen, die psychotisch erleben, eine Gegenseitigkeit, eine symmetrische Beziehung bzw. eine zwischenmenschliche Beziehung herzustellen, wird hier beschrieben.

Eine therapeutische Beziehung – und hier ist nicht allein die zwischen einem Psychotherapeuten und seinem Patienten gemeint, sondern die eines jeden professionellen Teammitgliedes zu einem Menschen mit Psychose – beginnt mit der ersten Begegnung. Erste Schritte entscheiden häufig darüber, ob eine Beziehung überhaupt möglich wird. Dabei kommt es oft zu unangenehmen, für beide Seiten schwer aushaltbaren oder auch wunderlichen Situationen. In einer solchen Situation gilt es, eine Haltung und einen Rahmen zu finden, welche gegen irritierende Außeneinflüsse schützen. Meist treffen Therapeuten und auch das Team Menschen mit Psychosen im Notdienst, in einer niedergelassenen Praxis oder Poliklinik. Gerade in diesen Situationen muss bereits ein passender Rahmen hergestellt werden, sodass eine Begegnung in gegenseitigem Respekt möglich ist. Dazu gehört zum Beispiel, dass man in einer Rettungsstelle nicht auf dem Gang und auf der Station nicht vor dem gesamten Team oder der Polizei damit beginnt, Fragen zu stellen, sondern an einem für beide Gesprächsteilnehmer geschützten und ungestörten Ort den Kontakt aufnimmt. Spürt der Mensch mit Psychose, dass er sich in einem therapeutischen Raum befindet, in dem er ausreichend geschützt ist, kann aus einer solchen Begegnung ein »dualer Raum« entstehen (Rom, 2013), in welchem dann eine spezifische psychotherapeutische Behandlung beginnen und ein therapeutischer Prozess sich entwickeln kann. In diesem dualen Raum begegnen sich die Innensicht des schizophrenen Menschen und unsere, die dazu oft im Widerspruch stehende Außensicht des Therapeuten (Rom, 2013). In diesem Raum wird eine respektvolle Begegnung mit der Koexistenz der Widersprüche möglich. Ein Ungleichgewicht hingegen vermag es, diesen Raum zu zerstören – wir kennen das Aussteigen eines Menschen mit Psychose aus dem Kontakt. Dieser hat dabei nur im Sinn, sein Ich, welches zu zerfallen und auseinanderzubrechen droht, vor einem bedrohlichen und übermächtigen Nicht-Ich zu schützen. Was sonst häufig von einem Arzt oder Psychotherapeuten erwartet wird, ist oft fehl am Platz: Ratschläge, Verschreibungen oder Deutungen schaffen rasch ein Ungleichgewicht, welches den Raum der Begegnung zerstört: Das Überstülpende eines Gegenübers, das alles besser zu wissen scheint, macht eine Begegnung unmöglich.

Im Idealfall also schaffen die ersten Schritte den notwendigen geschützten Raum, in welchem dann eine therapeutische Beziehung aufgebaut werden kann. Er ist Teil des Gesamtkonzeptes, das sowohl andere Therapeuten als auch Angehörige auf eine reflektierte Weise einbeziehen kann. Als Psychosetherapeuten müssen wir diese mit wahrnehmen und sie gedanklich und teilweise auch in der Realität vernetzen, da ein Mensch mit Psychose häufig krankheitsbedingt dazu nicht in der Lage ist.

4.2.1 Historisches zur psychotherapeutischen Haltung

Die (psycho-)therapeutische Haltung ändert sich mit dem jeweils geltenden Krankheitsverständnis, dem Bild, welches die Therapeuten von dem Kranken haben oder hatten. Die Haltung des Therapeuten unterscheidet sich grundlegend je nachdem, ob dieser bei seinem Patienten einen Defekt oder einen Konflikt bzw. ein Dilemma sieht und noch mehr, wenn von dem »Sitz des Bösen« im schizophrenen Patienten ausgegangen wird (Teufel, Sünde, schlechtes Erbgut, Todestrieb oder Aggression). Auch Perspektive und Hoffnung und demnach auch das Verfügen über wirksame Behandlungsmethoden spiegeln sich in der Haltung eines Psychotherapeuten wieder. Beispielhaft soll folgender historische Abriss sein:

Kraepelin hat 1896 mit der Beschreibung und Unterteilung von »Dementia Praecox« und dem »manisch depressiven Irresein« eine nosologische Einteilung vorgenommen, mit der er eine prognostische Aussage verband (Kraepelin, 1916). Diese Unterscheidung hat sich trotz zunehmender therapeutischer Möglichkeiten bis in unsere heutigen Diagnosesysteme gehalten. Die Dementia Praecox grenzte er wiederum von der »Paranoia« ab, welche seinen Beobachtungen nach keinen geistigen Zerfall zeigte, was bedeutet, dass (Verfolgungs-)Wahn nicht automatisch die Zugehörigkeit zu der nosologischen Gruppe mit progredientem Verlauf festlegte. Eine Behandlung war für ihn nicht denkbar, da die Ursache der Erkrankung nicht bekannt sei, und die Anstaltsaufenthalte wiederum sah er als notwendig an, um Unglücksfälle zu verhüten und die Fortpflanzung des »erblichen Gifts« zu verhindern. Bei der Rückkehr zur Familie beobachtete er manchmal überraschende Besserungen, die er jedoch nicht in Zusammenhang mit dem abstumpfenden Einfluss des eintönigen Anstaltsablaufes brachte. Der therapeutische Nihilismus, das Beobachten statt Behandeln von Kraepelin mag, gemessen an den zu dieser Zeit praktizierten Behandlungsversuchen, ein Vorteil für die Patienten gewesen sein: Diesen blieb Einiges erspart (Heinz, 2002). Die »Einheitspsychose« von Wilhelm Griesinger, nach welcher den »Schizophrenien« wenige gemeinsame Ursachen zugrunde liegen, steht die differenzierte Nosologie von Karl Leonhard entgegen, der aufgrund der unterschiedlichen Erscheinungsformen wiederum von verschiedenen Ursachen ausging und auch psychotherapeutische Ansätze durchdachte. Seine Nosologie beruhte auf einer sorgfältigen Anamnese und genauen Beobachtung von Einzelsymptomen, wobei der Arzt sich Zeit nehmen musste. Griesinger (1845) hatte mit der Aussage »Geisteskrankheiten sind Gehirnkrankheiten« eine Entstigmatisierung genauso im Sinn, wie ein Argument gegen den Teufel oder »das Böse« als Ursache einer Psychose. Zudem führte er dieses Argument im Kampf gegen Zwangs- und Foltermaßnahmen zur Behandlung psychiatrischer Erkrankungen an. Der Gedanke der »Einheitspsychose« findet sich in der psychopharmakologischen Behandlung wieder, die meist ungeachtet der phänomenologischen Subtypen in den Behandlungsleitlinien zumindest für die Schizophrenien ein einheitliches Vorgehen vorgibt.

Klaesi, ein Schüler Eugen Bleulers, setzte 1922 im Burghoelzli die Dauernarkose bei schizophrenen Patienten ein, um deren Erregungskreis zu durchbrechen und sie körperlich hilflos zu machen, um dann durch den »wiedergewonnenen psychischen Rapport« zwischen Arzt und Krankem die Möglichkeit einer langandauernden Besserung zu erreichen (Klaesi, 1922). Hiermit betonte Klaesi den Wert und die Notwendigkeit einer funktionierenden Arzt-Patienten-Beziehung, was er mit für die heutige Zeit undenkbaren Mitteln zu erreichen versuchte.

Das Bild der Menschen mit Psychosen war zu diesem Zeitpunkt ganz sicher ein defizitorientiertes, die therapeutische Hilflosigkeit zeigte sich in den nihilistischen oder aggressiven Maßnahmen, die ohne nachweisbaren Therapieerfolg angewandt wurden.

Die Psychotherapie schließlich geht von einem ursächlich bestimmten Prozess und damit von einer Behandelbarkeit des Krankheitsgeschehens aus, auf welches Theorie und Behandlungsmethode aufbaut.

Freud ging bei der Psychose, wie oben beschrieben, von einem unlösbaren Konflikt zwischen Ich und Außenwelt aus und äußerte sich zunächst zurückhaltend, was Therapiemöglichkeiten anging. Er beschäftigte sich mit dem Thema der Psychosen eher theoretisch als praktisch und räumte erst später die Möglichkeit psychoanalytischer Behandelbarkeit ein, sofern man die Methode modifiziere (siehe Kapitel 4). Sein Schüler Federn (1956) war einer der ersten Psychoanalytiker, der die psychotherapeutische Behandlung von Menschen mit Psychosen nicht nur vertrat, sondern auch durchführte. Er sah den Verlust der »Ich-Grenze« als ursächlich für eine schizophrene Exazerbation an und in dieser Folge sah er einen Verlust der äußeren und das Auftreten einer subjektiven Wirklichkeit, die durch das Versagen der Ich- Grenzen bisher verdrängte, »unbewusste Triebregungen« zum Vorschein kommen lässt. Nur so ist es erklärbar, dass Federn, der psychotherapeutisch, supportiv und im Team arbeitete – was eine gänzlich andere und progressive Haltung, im Vergleich zu seinen analytisch arbeitenden Kollegen erforderte –, für die Sterilisation von an Schizophrenie Erkrankten eintrat, um durch eine Vernichtung der Triebquelle die libidinöse Wiederbesetzung der Ich-Grenzen zu ermöglichen (Federn, 1956, S. 111). Sein psychotherapeutisches Konzept sah eine notwendige Modifikation der Psychoanalyse nach Freud vor: Eine Stärkung des Ich, das Unterstützen von Ich-Abwehrmechanismen und das Unterbinden von freier Assoziation. Außerdem ging Federn von der Übertragungsfähigkeit bei diesen Patienten aus.

Die Objektbeziehungstheorie von Melanie Klein fokussiert auf interpersonelle Aspekte und definiert den Psychotherapeuten als Übertragungsobjekt. Auch wenn Melanie Klein an der klassischen Deutungstechnik nichts ändert, machte die zugrundeliegende Theorie Hoffnung auf eine wirksame Methode, die bis heute in ihrer Weiterentwicklung praktiziert wird. Als ursächlich beschreibt Klein eine nicht gelungene Integration von Gut und Böse. Indem sie das Psychotische als mit nach außen projizierten Aggressionen erklärt, bleibt auch sie möglicherweise dem oben beschriebenen Gedanken verhaftet, dass dem Menschen mit Psychose »Böses« innewohne. Bion (1962a) beschreibt mit dem Begriff des Containings eine andere Haltung gegenüber der projektiven Identifikation: Sie ist nicht mehr nur ein aggressiver Akt, sondern unerträgliche Angst und Wutaffekte werden durch den Container modifiziert und in »verdauter« Form zurückgegeben.

Hierdurch wird deutlich, dass der Patient nicht Böses in uns einpflanzt, er will uns eher etwas sagen.

Die Haltung des Psychotherapeuten bleibt bis hierhin vorwiegend eine überlegene, eine, die den Psychosebetroffenen weiterhin als defezitär betrachtet und ein therapeutisches, asymmetrisches Verhältnis für hilfreich erklärt, in dem der Psychotherapeut mit der Deutung die Wirkmacht hat.

Winnicott (1991 [1974]) ging aus der Objektbeziehungstheorie stammend einen Schritt weiter: Er beschreibt eine abgestimmte Reaktion auf den Patienten als Fähigkeit des Psychoanalytikers, die es ermöglicht, unerträgliche, »erlittene« Situationen unter dem Schutz der Therapie erstmalig zu durchleben und damit abzumildern. Diese umsorgende und Anwesenheit zeigende Haltung des Therapeuten ist deutlich näher am Patienten. Er schafft durch eine begleitende (holding), aushaltende und anwesende, mitgehende Haltung eine Umwelt, in der Entwicklungsprozesse erst möglich werden.

Aus ganz anderer als der kleinianischen Richtung stammt dann Sullivans (1983) Haltung gegenüber schizophrenen Menschen. Er verwies darauf, dass es nicht nur erlaubt sei, als Therapeut Fehler zu machen, sondern dass es dafür sogar eine Notwendigkeit gebe, damit man als Therapeut nicht allwissend, und damit unerreichbar erscheine. Eine Fortführung dieser beschriebenen Symmetrieentwicklung findet sich dann bei Benedetti, Mentzos und Alanen. Mentzos und Benedetti lösen sich von dem Sitz des Archaisch-Bösen im Patienten, und nehmen den Patienten ganz anders wahr: Die »Positivierung« bei Benedetti, die Funktion der »Dysfunktion« bei Mentzos und das Spüren des existenziellen Dilemmas entspricht einer grundlegend anderen Haltung, und zwar einer, die ein Gegenüber in dem Erkrankten sieht. Bei Benedetti und Alanen gibt es eindrucksvolle Beschreibungen zur Haltung des Psychosepsychotherapeuten. Letzterer beschreibt einen verstehenden Zugang zu Menschen mit Psychosen in ihrem sozialen Netz als Grundlage seiner bedürfnisangepassten Behandlung (Alanen, 2007). Beide, Alanen wie auch Benedetti, beschreiben die grundlegende Haltung als Vorbedingung einer gelingenden therapeutischen Beziehung – und das auch für Nicht-Psychotherapeuten: »Der Patient verzeiht uns unser Nichtwissen, wenn wir sein Menschsein ernst nehmen« (Benedetti, 1998, S. 47). Benedetti geht noch einen Schritt weiter, wenn er schreibt:

> »Das heißt also, dass der Arzt sich der psychotischen Infragestellung in dem Maße auszuliefern hat, als sich auch der Kranke durch den Gesunden zutiefst infrage gestellt fühlt. In einer solchen Situation der Gegenseitigkeit werden dann existenzielle Symmetrieerfahrungen gemacht« (Benedetti, 1994, S. 41).

Hierzu gehört sicherlich auch das für den Psychotherapeuten spürbare Gefühl, das von Benedetti in *Psychotherapie als existenzielle Herausforderung* (1992, S. 102) als »Kampf mit dem *Dämon-Angst* in der Psyche« beschrieben wird. Mentzos hat mit der Aussage, dass die Psychose die Funktion hat, eine Lösung eines existenziellen Dilemmas zu bieten, den Konflikt neu definiert und mit der Beschreibung der dilemmatischen, unlösbaren, untragbaren Situation den existenziellen Druck, unter dem sich die Symptomatik ausbildet, wie auch deren Sinnhaftigkeit erklärt. Diese Situation erfordert für den Patienten, den Therapeuten und die therapeutische Situation eine therapeutische Haltung, die eine Mischung aus »intensivem Einfühlen und respektvoller Distanz« (Mentzos, 2015, S. 232) aufweist. Im Grunde beschreibt Alanen (2014) Ähnliches, wenn er von der Notwendigkeit spricht, dem Patienten empathisch und nicht intrusiv zu begegnen. Nur durch eine solche Haltung kann eine Linderung der erlebten Katastrophe durch neue, positive, nicht bedrohliche Beziehungserfahrungen ermöglicht werden. Es geht dabei um Erleben und Überwinden apokalyptischer Zustände im Schutz des therapeutischen Kontextes.

Scharfetter (1999) beschreibt als »Ich-Psychopathologe« parallel zu der hier genannten Symmetrie-Entwicklung die Notwendigkeit, sich auch der Leiblichkeit der Schizophrenen zu besinnen und den Körper in eine rekonstruktiv therapeutische Arbeit einzubeziehen. Die Rekonstruktion bezieht sich damit auf das Körper-Ich, die zwischenmenschliche Beziehung und eine gemeinsame Realität. Aber auch die Symmetrie in der Behandlung und die »Sinngebung« beschreibt er als Kern der therapeutischen Arbeit:

> »Der Therapeut ist nicht der Mächtige, der gesund macht; er ist bestenfalls Medium, das die Überwindungs-, Verteidigungs-Kompensationskräfte im die Bedrohung abwehrenden und bekämpfenden Kranken fördert und das die persönlichen und gesellschaftlichen Hemmnisse der Reparation zu verkleinern trachtet […] die psychotische Desintegration ist zwar immer ein sehr schweres, nach Möglichkeit abzuwendendes Ereignis, aber sie ist nicht immer nur negativ zu werten, sie kann auch einmal in ein verfahrenes Leben die Chance einer Änderung bringen: […], dass eine psychotische Krise einem Menschen auch einmal ermöglichen kann, aus einem unmöglich mehr erträglichen zwischenmenschlichen Kontext auszusteigen, aus einem Geleise einbahniger destruktiver Entwicklung, aus einer Lebenssackgasse wieder herauszukommen und sich auch helfen zu lassen für den Wandel« (ebd., S. 227f.).

Dieser Weg der Sinngebung findet sich auch in einer aktuellen Entwicklung der anthropologischen Psychiatrie wieder (Klapheck et al., 2014), bei der für die therapeutische Haltung ein Selbstverständnis im Umgang mit psychischen Erkrankungen gefordert wird, was bedeutet, dass der Therapeut den Prozess des Selbst-Verstehens und ein Sich-wieder-vertraut-Werden unterstützt. Dabei werde die Psychotherapie zum Leitbild des psychiatrischen Handelns und muss sich aber gerade im Umgang mit Psychosen in ein um den Menschen mit Psychose bestehendes soziales Umfeld und Team integrieren (Bock & Heinz, 2016, S. 303f.).

Rosenbaum und Harder schreiben 2007, dass der Therapeut darauf vorbereitet sein sollte, dass das Tempo der Entwicklungsprozesse anders sei als seinen Vorstellungen entsprechend und dass die geteilte Verantwortung für den Therapieerfolg verlange, dass der Therapeut sehr viel aktiver, aber gleichzeitig taktvoll und sensibel engagiert den Dialog mit dem Patienten führen solle.

Die Wiederholung historischer Entwicklungen an dieser Stelle soll verdeutlichen, dass das zugrundeliegende theoretische Gerüst die Haltung des Psychotherapeuten beeinflusst oder bedingt.

Zusammenfassend lässt sich sagen, dass die historische Entwicklung die Hoffnung auf Behandelbarkeit in den therapeutischen Kontext einziehen lässt. Erstens dadurch, dass die Suche nach dem Defekt sich bis hin zum Dilemma als Ursache der Symptomatik entwickelt. Zweitens durch den Weg vom Bösen, Satanischen, Aggressiven und Destruktiven im Menschen mit Schizophrenie bis hin zu einem empathischen Verständnis des psychotischen Erlebens als konstruktivem Rettungsversuch in Existenz bedrohenden Situationen. Hierauf baut die für dieses Manual beschriebene Haltung auf.

4.2.2 Psychotherapeutische Haltung der modifizierten psychodynamischen Psychosentherapie

Die nun hier als grundlegend für die Psychosenpsychotherapie beschriebene Haltung soll den krankheitsbedingt erschwerten Zugang zu Menschen mit Psychosen erleichtern. Diese Haltung soll einen Raum schaffen, in welchem Menschen mit Psychosen das Setting und die Therapie annehmen können und beides nicht als aufgezwungene »Feinde« empfinden.

Die Merkmale dieser spezifischen psychotherapeutischen Haltung wurden bereits beschrieben (von Haebler, 2015a), sie sind grundlegend für eine erfolgreiche Anwendung der spezifischen psychotherapeutischen Werkzeuge. Außerdem kann diese Haltung auch von nicht-psychotherapeutischen Professionellen angenommen und damit als Grundlage eines gelingenden Gesamtbehandlungskonzeptes eines den schizophrenen Menschen umgebenden Teams verstanden werden.

1) Offenheit	2) Festigkeit	3) Authentizität	4) Neugierde	5) Selbstfürsorge
Verzicht auf genaue Pläne und Ziele: Der Therapeut muss offen sein für unerwartete Entwicklungen	Vermindern des Drucks auf den Patienten von außen sowie Benennen und Einhalten eines Settings	Die Rolle als Wissender verlassen und sich auf den Menschen als Gegenüber einlassen	Vorsichtiges und unaufdringliches Nachfragen auf Äußerungen des Patienten, d. h., signalisieren von Interesse am tatsächlichen Geschehen	Der Therapeut muss der Therapie etwas abgewinnen können: Super-/Intervision ist notwendig

Tab. 2: Merkmale der spezifischen psychotherapeutischen Haltung

Zu 1)

Die Begegnung mit einem Menschen mit Psychose erfordert eine besondere *Offenheit*. In dieser Begegnung muss der Therapeut bewusst auf von ihm allein definierte Ziele verzichten. Es geht nicht darum, den Patienten zu etwas zu bewegen, was uns gerade wichtig erscheint, sondern eben darum, offen zu sein für die Bedürfnisse, drängenden Fragen, unerwarteten Ideen, Entwicklungen und Berichte des Menschen mit Psychose. Häufig bedingt die fast immer begrenzte Zeit des Therapeuten ein Effektivitätsdenken, das planerisch vorauseilt und den Therapeuten im Vorfeld Ziele definieren lässt (z. B. die Erhöhung oder Reduktion der Medikation, ein Angehörigengespräch oder das Erheben anamnestischer Angaben). Wir gehen mit diesen Fragen im Kopf in das Gespräch und müssen merken, dass allein dieses Ansinnen den therapeutischen Raum zunichtemachen kann. Was uns wichtig erscheint, ist dem Betroffenen – zumindest zu diesem Zeitpunkt – häufig völlig unwichtig. Eine tatsächliche Offenheit ermöglicht erst die Begegnung mit einem Menschen mit Psychose. Die Einengung durch eine

Erwartung, eine Vorstellung oder auch nur einen Wunsch lässt den Kontakt hingegen unter Umständen sofort abbrechen (von Haebler, 2015b).

Zu 2)
Die *Festigkeit* des Therapeuten: Menschen mit Psychosen sind häufig sehr hohem inneren wie äußeren Druck ausgesetzt. In der Verringerung dieses Drucks liegt deshalb auch eine wichtige Chance für den Aufbau einer positiven Beziehung. In diesem Zusammenhang bedeutet das Benennen von Rahmenbedingungen nicht unbedingt, zusätzlichen Druck aufzubauen, sondern häufig das Gegenteil: Wird mit der Benennung ein geschützter Raum und Rahmen angeboten, kann der Mensch mit Psychose sich entscheiden, diesen aufzusuchen und anzunehmen. Durch das Benennen und Einhalten eines solchermaßen definierten Settings zeigt ein Therapeut seine Bereitschaft, einen Raum zur Verfügung zu stellen, in dem sich der Patient auf das interpersonelle Wagnis einer Therapie einlassen kann. Darüber hinaus signalisiert ein definiertes Setting, welches nicht starr vertreten, sondern an den Zustand des Patienten angepasst wird, Respekt vor und Interesse am Psychosebetroffenen – ein Angebot kann schließlich auch ausgeschlagen werden, was im Übrigen bereits als Kontaktgestaltung verstanden werden kann. Erst eine konsequente Haltung des Therapeuten (offen sein für Unerwartetes und annehmen der Angebote des Patienten, ohne – zum Schutz des Patienten – die eigene Position als Therapeut zu verlassen) führt dazu, dass sich der Mensch mit Psychose ausreichend sicher fühlt, solch ein Angebot anzunehmen.

> Frau X. erkrankt zum wiederholten Mal an einer schizophrenen Psychose. Sie spricht nicht. Sie lässt allerdings einen Besuch einer ihr nicht bekannten Therapeutin zum Erstaunen der Angehörigen zu. Die Therapeutin verspricht, von nun an in regelmäßigen Abständen wiederzukommen und jeweils 30 Minuten zu bleiben, wobei die Therapeutin darauf achtet, ob die Reaktion von Frau X. auf Ablehnung oder Zustimmung deutet. Die Termine werden festgelegt und aufgeschrieben. Frau X. beginnt beim neunten Termin zu sprechen. Sie bedankt sich für das Interesse, welches die Therapeutin ihr entgegenbringt. Später ist Frau X. in der Lage, die Praxis der Therapeutin aufzusuchen und 50 Minuten psychotherapeutisch zu arbeiten.
>
> Frau G., 25 Jahre alt, entwickelt nach wenigen Stunden der Therapie einen Liebeswahn zum Therapeuten. Die Patientin richtet ein Beziehungsangebot an den Therapeuten, der dies weder aus- noch einlöst. Der Psychotherapeut zeigt Festigkeit, schützt damit die Beziehung und nimmt das Beziehungsangebot an, ohne dessen Inhalt zu bestätigen oder zu beant-

worten. Er lässt damit der Patientin eine neu entwickelte Fähigkeit, die bearbeitet werden kann.

Zu 3)

In Situationen des Schweigens mit einem Menschen mit Psychose fühlt sich ein Psychotherapeut nicht selten ohnmächtig. Dabei spürt er auch, dass das Einnehmen einer professionellen Rolle den dünnen Faden, der diesen Menschen wie durch eine Seifenblase hindurch erreicht, zerreißen und den Kontakt dadurch verhindern kann. Als therapeutische Eigenschaft ist hier vor allem *Authentizität* gefragt, das heißt die Fähigkeit, dem anderen ein menschliches Gegenüber zu sein. Gefühle wie Ohnmacht, Unsicherheit oder unausgesprochene Fragen dürfen dabei aufseiten des Therapeuten durchaus bestehen. Auch wenn der Patient fragt, sollte dies in angemessener Form eingestanden werden, ansonsten destabilisiert der Therapeut das Realitätsgefühl des Patienten. Ein auch nur kurzes Einlassen auf einen Menschen mit Psychose eröffnet einen Raum, in dem relevantes Wissen auf beide Seiten verteilt ist. Darin wird auch spürbar, dass Menschen mit Psychose häufig etwas anderes von uns benötigen, als wir denken, ihnen geben zu müssen. Authentisch zu sein bedeutet also, diese Position des Wissenden und Überlegenen zu relativieren.

> Frau X. schweigt. Die Therapeutin ist ob ihres Schweigens ratlos, wird bisweilen unsicher. In der Folge, wenn die Therapeutin zu vereinbarten Zeitpunkten Frau X. aufsucht, bemerkt sie, dass Frau X. sie inzwischen an der Tür in Empfang nimmt, dass sie sich auf die Termine einzustellen scheint und nichts Abweisendes an sich hat. Der Druck der Angehörigen steigt: Frau X. könnte einen Hirntumor haben, sie könnte eine frühe Demenz entwickelt haben, schließlich spreche sie ja noch immer nicht. Das differenzialdiagnostische ärztliche Denken erfordert eine Bildgebung. Frau X. geht darauf gar nicht ein. Im Kontakt mit Frau X. ist es eindeutig für die Therapeutin, dass weder eine Demenz noch ein fokaler Ausfall Grund dieser Sprachlosigkeit sein können. Das Gefühl der Therapeutin, dass die Bildgebung noch Zeit hat, ermöglicht wieder den spürbaren Kontakt zu Frau X. Eine spätere Bildgebung ergibt keine wegweisende Pathologie.

Zu 4)

In diesem Beispiel wird deutlich, wie notwendig Authentizität, aber auch Offenheit und Festigkeit sind. Darüber hinaus zeigt sich, wie wichtig eine große *Neugierde* ist. Damit ist kein Abfragen eines Fragenkataloges oder anamnestischer Daten gemeint, es ist offensichtlich, dass dies in einer wie der oben geschilderten

Situation nicht weiterführen würde und auch gar keine Angaben eingeholt werden könnten. Neugierig zu sein bedeutet hier vielmehr, in Situationen, die sich ergeben oder die das Gegenüber konstelliert, in denen der Patient etwas von sich zeigt, vorsichtig und unaufdringlich nachzufragen: Gar nicht in Erwartung einer Antwort, sondern als Bekunden von menschlichem Interesse an den Vorgängen, die häufig beide Seiten noch nicht verstehen. Dieses Nachfragen erfordert Geduld und Vorsicht. Handlungen und Äußerlichkeiten des schizophrenen Menschen eignen sich hierfür genauso gut wie Gesprochenes. Was wir verstehen, wenn wir verbale und nonverbale Handlungen wahrnehmen, muss dabei nicht unbedingt dem entsprechen, was ein handelnder Mensch mit Psychose ausdrücken will. Interesse an dem tatsächlichen Geschehen zu signalisieren, ebnet – häufig für beide Seiten – einen Weg, das unverstandene Erleben des anderen besser zu begreifen.

Zu 5)
Ein sehr wichtiges letztes Merkmal der hier beschriebenen spezifischen Haltung ist schließlich die *Selbstfürsorge*. Im Sinne Winnicotts (1962, S. 217) geht es um »to keep awake, to keep alive, to keep sane«. Ein Alleingang mit einer Patientin wie Frau X. belastet. Supervision und Intervision und die Arbeit in einem Team, sofern vorhanden, sind unbedingt notwendig, damit ein Therapeut auch in schweren Zeiten der Therapie etwas abgewinnen kann. Auf diesem Boden sind dann Neugierde und Offenheit, Festigkeit und Authentizität sowie ein menschliches Interesse weiterhin möglich.

Die beschriebene psychotherapeutische Haltung und die entsprechende spezifische Therapie lassen sich treffend zusammenfassen mit den Worten des Psychoanalytikers Jan Pohl (2008, S. 67): »Das Ereignis teilen, statt es interpretierend abzuwehren.«

4.3 Grundprinzipien: Die Reflexion der Gegenübertragung

Die Handhabung der Gegenübertragung ist einerseits als spezifisch psychotherapeutisches Werkzeug zu sehen und auch als solches im Detail beschrieben. Die Reflexion der Gegenübertragung nimmt andererseits jedoch eine übergeordnete Stellung ein. Feldkompetente Supervison für Teams und Nicht-Psychotherapeuten kann diesen die Nutzung und Handhabung der Gegenübertragung in der Arbeit mit schizophrenen Menschen ermöglichen. Besondere Beachtung verdient dabei der Umgang mit der (psychotischen) Angst. Nicht selten ist es ein aus existenzieller Bedrohung und apokalyptischer Angst heraus sprechender, handelnder oder auch schweigender Patient, der den Therapeuten oder das Team aus dem routinierten Konzept wirft. Wenn der Therapeut bzw. das Team die Angst des Patienten spürend, unreflektiert zu sprechen oder zu handeln beginnt, verstärkt dies meist die psychotische Angst und erschwert damit den therapeutischen Zugang erheblich. Die psychotische Angst muss in der Gegenübertragung erkannt, ausgehalten und dann überwunden werden. Der Therapeut bzw. das Team erkennt also die Not, die Existenzbedrohung des Patienten, die sich hinter der verspürten Angst verbirgt, und nimmt diese als einen ausgelagerten Affekt des Patienten ernst. Die Behandler erkennen, dass es die Angst des Patienten ist, womit diese für die Behandler relativierbar wird, was sich auf die Angst des Patienten lindernd auswirkt.

Spezifisch in der Psychotherapie von schizophrenen Menschen ist die Handhabung der Gegenübertragung auch für interaktionelle Muster. Der Psychotherapeut muss dazu die sich herausbildenden oder wiederholenden Gegenübertragungsmuster in der Beziehung mit dem Patienten erkennen.

> Eine junge Patientin, Frau S., in floride psychotischem Zustand wird von ihren Eltern in die Poliklinik gebracht. Dort ist die Patientin mit der Therapeutin alleine und berichtet ungeordnet von Begebenheiten mit traumatischem Potenzial, deren Realitätsgehalt die Therapeutin jedoch nicht einschätzen kann. Sie weiß aber, dass die Schilderungen dem Erleben der Patientin entsprechen, und spürt eine sehr starke Beklemmung, Mitgefühl und das Bedürfnis, die Patientin wie ein Kind zu schützen, während sie das Geschilderte innerlich zensiert und als unmöglich wegschiebt. Die Gegenübertragung als überbehütende, sich zu sehr identifizierende Mutter, die keinerlei Distanz zu allem was ihr Kind erzählt aufbringt, kann die Therapeutin anschließend reflektieren. Sie fragt mit Interesse genau nach den geschilderten Begebenheiten, nicht um den Wahrheitsgehalt zu prüfen, sondern um dem Erleben der Patientin näherzukommen. Durch die Beantwortung der genauen Fragen kommt die Patientin in Realitätsnähe und aus der hilflosen Rolle heraus. Das Gefühl, sie beschützen zu müssen, verblasst, und ihre Verzweiflung nimmt ab.

4.3.1 Umgang mit der Angst in der Gegenübertragung

Wie weiter oben bereits ausgeführt, leiden schizophren erkrankte Menschen oft unter extremer Angst und Verunsicherung, da ihnen die psychischen Werkzeuge für ein »Angstmanagement« nur in ungenügendem Ausmaß zur Verfügung stehen. Sie leben in einer wenig stabilen Realität und befürchten bereits bei kleinen Irritationen immer nur das Schlimmste. Es fehlen Urvertrauen und der Glaube, dass »die Dinge sich schon irgendwie einrenken«. Bereits kleine Unsicherheiten führen in tiefe Abgründe. Es gibt nicht die Zuversicht, die sich im Volksmund in dem Satz: »Es wird nicht so heiß gegessen, wie gekocht wird« ausdrückt. Nur wenige Patienten berichten offen über ihre Ängste. Oft drückt sich die Angst nur in einer ständig präsenten Hetze aus und in der Unmöglichkeit, einfach nur zu sein und ein Gefühl der Sicherheit und Geborgenheit zu empfinden. Man könnte sagen, dass sich viele Patienten, die unter Schizophrenie leiden, in einem permanenten Alarmzustand befinden und ständig auf einer zwanghaften Suche danach sind, ein Ende dieses Zustands zu erreichen.

Diese ängstliche Erwartung kann sich leicht auf den Therapeuten übertragen, insbesondere dann, wenn er sie bei seinem Patienten nicht bemerkt. Er wird dann, ohne dies zu bemerken, auf den Alarmzustand des Patienten reagieren, indem er ihn entweder übernimmt und dadurch selbst in Panik gerät, was sich in vorschnellen Interventionen und in Versuchen niederschlägt, das Problem ganz schnell zu verstehen und eine Lösung zu finden. Oder aber er wird, ohne es zu bemerken, sich durch die Angst des Patienten lähmen lassen und so in eine zu große Passivität geraten. Lacan (1981, S. 31) hat darauf hingewiesen, dass es in Therapien mit psychotischen Patienten darauf ankomme, sich davor zu hüten, zu schnell zu verstehen. Bion (1962a) weist auf die negativen Fähigkeiten des Analytikers hin. Der Therapeut solle ohne »memory and desire« (Gedächtnis und Wunsch) sein und er müsse dazu in der Lage sein, sich mit Unsicherheiten und dem Gefühl, etwas nicht zu verstehen, anfreunden. Günstig ist es, wenn der Therapeut eine Haltung vermitteln kann, die die existenziellen Ängste des Patienten relativiert und die traumatische Angst in etwas, das sich aushalten lässt, verwandelt. Das ist nicht unähnlich dazu, wie sensible Eltern mit Kindern umgehen, die noch unter dem Eindruck eines Albtraums stehen. Hier kann dem Therapeuten vor allem das Wissen helfen, dass die Katastrophe, der Zusammenbruch (siehe weiter oben Kapitel 7.3) sich bereits ereignet hat. Man könnte auch an die Geschichte der japanischen Soldaten denken, die im Jahr 1968, viele Jahre nach dem Ende des Zweiten Weltkriegs, in voller Kampfbereitschaft auf einer einsamen Insel aufgefunden wurden. Diese Geschichte, ob sie nun stimmt oder nicht, bezieht sich auf etwas Wichtiges: Manchen Patienten muss man vermitteln, dass der Krieg schon lange vorüber ist.

Eine Patientin redet gehetzt, viel und schnell. Sie wechselt dabei oft die Themen. Der Therapeut hat das Gefühl, rein gar nichts zu verstehen. Er merkt, dass er unruhig wird, auf seinem Stuhl herumrutscht und diesem unangenehmen Zustand ein Ende machen will. Ihm schießen alle möglichen Interpretationen und Interventionen durch den Kopf, ohne dass er eine findet, die ihm anwendbar erscheint. Schließlich gelingt es ihm, sich klar zu machen, dass er sich in einer starken ängstlichen Erwartung befindet. Er kann sich beruhigen und eine abwartende Haltung einnehmen. Im weiteren Verlauf erfährt er, dass die Patientin in einer dauernden Panik lebt und sich bedroht fühlt, wenn eine Pause in ihrer Aktivität eintritt.

In diesem Beispiel ist es dem Therapeuten schließlich gelungen, seine Angst wahrzunehmen und zu modulieren. Die Fähigkeit des Therapeuten, durch eine Reflexion seiner Gegenübertragung Ängste zu bewältigen, ist ein wichtiges Werkzeug der psychodynamischen Psychosentherapie.

4.3.2 »Scannen« der Gegenübertragung

Das Monitoring, die Reflexion und der Umgang mit der Angst des Patienten und des Therapeuten, stellen einen Sonderfall einer wesentlichen Technik der psychodynamischen Psychosentherapie dar. Diese besteht darin durch ein »Scannen« der Gegenübertragung, Hinweise dafür zu erhalten, inwiefern sich pathologische Beziehungsmuster wiederholen. Dabei geht es nicht um die Übertragung von Objektrepräsentanzen, sondern um die Wiederholung präsymbolischer Interaktionsmuster, die ein spezifisches therapeutisches Vorgehen erfordern. Der Therapeut vermeidet durch eine Reflexion seiner Gegenübertragung eine dauerhafte Reaktualisierung des Dilemmas innerhalb der therapeutischen Beziehung und eröffnet dadurch den Raum in dem interpersonelle Spielräume, konstruktive Abgrenzungen und Verbindungen, geschaffen werden können.

4.3.3 Die Fähigkeit, sich verwenden zu lassen

Eine Form, in dem sich das Identitätsdilemma zeigen kann, besteht darin, dass der Patient die Therapie steuern und alle Bedingungen vorgeben will und so den Therapeuten sozusagen wie in einem Joch völlig einspannt. Eine Reflexion der Gegenübertragung ermöglicht es, nicht mit Abwehr, sondern freundlich auf dieses Verhalten, das als extreme Angst vor einer interpersonellen Begegnung verstanden wird, zu reagieren, was einschließt, dass eine spielerische Distanz eingehalten und auch freundlich gegengesteuert werden kann. Roussillon (1991, S. 92) sprach ähnlich vom »objet malléable«. Der Therapeut dürfe keine Angst davor haben, vom Patienten geformt (»geknetet«) zu werden. Bestehen beim Patienten drängende Wünsche nach Nähe und Verschmelzung kommt es ebenfalls darauf an, dass der Therapeut keine zu große Aversion dagegen entwickelt, vom Patienten sozusagen wie eine Futterpflanze behandelt zu werden.

Es geht dabei nicht darum, in allem dem Patienten entgegen zu kommen, sondern um die Fähigkeit, sich den inneren Spielraum zu erhalten und empathisch (und ohne zu große Angst) auf das Beziehungsangebot des Patienten zu reagieren.

> Eine Patientin möchte bereits im Gespräch, in dem sie den Ersttermin vereinbaren möchte, vom Therapeuten eine Unmenge von Informationen und dann sofort die Themen besprechen, die ihr wichtig erscheinen – und obendrein noch bestimmen, wie der Therapeut darauf eingehen soll. Hier kommt es auf den inneren Raum des Therapeuten an, der das Verhalten versteht. Die Patientin hat Angst, durch den Kontakt mit dem Anderen ihre Realität und Identität zu verlieren und dennoch braucht sie dringend den Anderen, den sie durch ihre Vorgaben für sich erträglich macht. Es ist günstig, wenn ein Therapeut, der die Panik der Patientin spüren kann, sich dieses Joch sozusagen aufsetzen lässt, sich aber weder dadurch erdrücken lässt, noch es unreflektiert abwirft. Er hat Vertrauen in die sich mit der Zeit ergebenden Spielräume, um dann langsam eine Position eines abgetrennten Gegenübers einzunehmen. Und er tut nichts, von dem er überzeugt ist, dass es dem Fortgang der Therapie schadet.

4.3.4 Das Überleben von »Angriffen«

Winnicott (1963) spricht davon, dass der Therapeut die Angriffe des Patienten überleben müsse und dass es wichtig sei, dass er sich nicht rächt. Ansonsten kann der Patient kein realistisches Verhältnis zu seiner Aggressivität und Impulsivität erlangen, sie erhalten keine Grenze, kein Gegenüber. Die Konstituierung eines abgetrennten Selbst würde unmöglich, da die Aggressivität so erlebt wird, als zerstöre sie den Anderen und damit jede Begrenzung. Der Andere ist als Anderer nicht mehr erlebbar, wenn er sich rächt, weil er dadurch manifestiert, dass es kein Drittes gibt, nur eine verstrickte und umkehrbare Situation, wo Ich und Du sich verhalten wie kommunizierende Röhren und wodurch die Andersheit des Anderen zerstört ist. Ein Anderer, der im Gegensatz dazu die Angriffe aushält, was nichts anderes heißt, als dass er besonnen reagieren kann und dazu in der Lage ist, zu triangulieren (statt an Auge um Auge und Zahn um Zahn denkt er an den Fortgang der Therapie), ist konstitutiv dafür, dass ein Gegenüber, ein Anderer, entsteht und dass eine Situation der quälenden und einschüchternden Unsicherheit beendet wird.

Es gibt Stolpersteine bei der Handhabung der Gegenübertragung: Diese reichen von dem Extrem, dass der Therapeut alle Verantwortung für den Patienten übernimmt und sich so schließlich überfordert, bis hin zu dem anderen Extrem, dass er einen Patienten, der unzuverlässig oder anstrengend erscheint, fallen lässt. Wenn das Schweigen oder längere Pausen dem Therapeuten unerträglich erscheinen, ist es notwendig, diese gerade nicht – etwa durch Erzählungen über Belanglosigkeiten oder durch Mitteilungen über sich selbst –, auflösen zu wollen. Das Gegenteil, nämlich unreflektiert distanziert zu reagieren, weil ein Patient unersättlich und haftend erscheint, ist ebenso eine Falle, wie auch eine starke Identifikation mit wahnhaftem Geschehen aufgrund von Faszination und falschem Verstehen. Hier muss eine reflektierte Distanz aufrechterhalten werden, die nicht mit der technischen Distanz gleichzusetzen ist, die als Stolperstein für die haftenden Patienten beschrieben ist.

Beispiele für Gegenübertragungsfallen sind:

1) Der Therapeut übernimmt alle Verantwortung für den Patienten, fühlt sich für alles verantwortlich und überfordert sich schließlich.
2) Der Therapeut lässt einen anstrengenden oder unzuverlässigen Patienten innerlich fallen.
3) Schwer zu ertragende Beziehungslosigkeit wird aufgelöst, indem der Therapeut beginnt, unreflektiert private Dinge zu erzählen, womit er versucht, den unerträglich gewordenen Abstand durch Selbstoffenbarungen zu überbrücken.
4) Aus Angst vor einem Patienten nimmt der Therapeut eine zu unpersönliche technisch-distanzierte Haltung ein.
5) Der Therapeut identifiziert sich zu stark mit dem Patienten und seinem psychotischen Erleben, verliert damit seine reflexive Distanz und »verschwindet« als Therapeut.

5 Voraussetzungen für eine spezifische Behandlungstechnik

5.1 Setting

Psychodynamische Psychosentherapie wird meist im Sitzen durchgeführt, da der mögliche Sichtkontakt Sicherheit gibt und stabilisierend wirkt. Außerdem ist dadurch eine direkte Spiegelung möglich, was die Zuordnung mentaler Zustände bezogen auf das Selbst und den Anderen erleichtert. Der Patient braucht das Gegenüber, den Affektdialog, die Sicherheit im Spiegel des anderen. Die Couch kann bedrohlich sein, da kein klares Verständnis für die sozialen Rollen Therapeut/Analytiker zu Patient/Analysand besteht. Die meisten Therapeuten arbeiten im Sitzen und ordnen die Sessel auf eine Weise an, die beiden Interaktionspartnern sowohl eine Zuwendung als auch eine Abwendung ermöglichen.

5.1.1 Mitbehandler – Arbeit im Netzwerk

Sinnvoll ist die Bildung gemeinsamer Definitionen von Patient und Psychotherapeut bezüglich der Frage, welche Rolle die einzelnen Therapeuten (Psychiater, Sozialpädagogen, Psychotherapeuten, Wohnbetreuer, Pflegedienstmitarbeiter, rechtlicher Betreuer etc.) in der Behandlung ausüben, wie die Erarbeitung von Absprachen und der Informationsaustausch geregelt werden kann. Die Mitarbeit in einem Netzwerk verlangt vom Therapeuten eine besondere Sensibilität, weil der duale Raum (Rom, 2013, S. 125ff.) zwischen Patient und Therapeut vor allem in der Anfangsphase der Therapie durch ein zu starkes Eindringen von Anforderungen der Außenwelt gefährdet ist. Insofern kann es auch kontraproduktiv sein, wenn ein Therapeut an Netzwerkgesprächen teilnimmt. Wenn er teilnimmt, kann es vorteilhaft sein, wenn er in Absprache mit dem Patienten eher im Hintergrund bleibt.

5.1.2 Angehörige

Angehörige wurden früher von psychodynamischen Therapeuten nicht selten culpabilisiert (»schizophrenogene Mutter«). Am günstigsten ist es im Gegensatz dazu, die Angehörigen »ins Boot zu holen«. Oft ist es sinnvoll, Angehörige darüber aufzuklären, dass eine Psychotherapie nicht, wie es oft drängend erwartet wird, dazu dient, kurzfristige Ziele (Umschulung, Beruf etc.) zu erreichen, sondern die Kompetenzen des Patienten in einem oft langwierigen und große Geduld verlangenden Entwicklungsprozess zu verbessern und dadurch erst die Voraussetzungen zu schaffen, dass die gewünschten Ziele überhaupt möglich werden können.

Vor allem bei jungen Patienten, die nicht selten in engen und häufig konfliktuösen Beziehungen mit ihren Eltern leben, kann eine Einbeziehung der Angehörigen sinnvoll sein. Dabei muss allerdings beachtet werden, dass die Beziehung zwischen Patient und Therapeut nicht gefährdet wird. Der Patient bleibt sozusagen der Souverän. Es läuft (von Notfällen einmal abgesehen) nichts hinter seinem Rücken und ohne sein Einverständnis ab. Selbst wenn ein Patient sagt: »Sprechen Sie mit meiner Mutter, ich will nicht dabei sein«, wäre es eine vergebene Chance, das stattgefundene Gespräch, bei dem der Therapeut sich zum Beispiel ein kurzes Protokoll gemacht haben könnte, nicht zum Gegenstand einer ausführlichen Nachbesprechung mit dem Patienten zu machen.

5.1.3 Vorgespräche

Die Vorgespräche dienen dazu, herauszufinden, ob Therapeut und Patient eine tragfähige Beziehung herstellen können. Erscheint dies beiden Partnern möglich, so dienen die Vorgespräche im Weiteren dazu, Informationen von dem Patienten zu erhalten. Es geht um die Vorgeschichte und die Beziehungen zu wichtigen Bezugspersonen. Wichtig sind die Geschehnisse vor dem Ausbruch der Psychose, aber auch der weitere Verlauf. Es geht in dieser Phase der Behandlung darum, viele Gegebenheiten zu erfahren, sodass es möglich wird, eine vorläufige psychodynamische Hypothese der psychotischen Erkrankung zu bilden. Daraus ergeben sich auch Hinweise darauf, welche Probleme in der therapeutischen Beziehung zu erwarten sind. Hier sollte jeder Therapeut auch seine Bedenken und Sorgen ernst nehmen und sich fragen, was er sich zutraut, womit er sich sicher und wodurch er sich überfordert fühlt. Aufgrund des psychotischen Identitätsdilemmas ist es unter Umständen nur möglich, eine unvollständige Biografie oder Bruchstücke zu erhalten. Insofern muss oft bereits in den Erstinterviews das Vorgehen modifiziert werden, da zum Beispiel eine rigide Forderung nach Informationen vom Patienten als Eindringen oder Überwältigung erlebt werden würde. Es ist im Hinblick auf das Dilemma auch sinnvoll, in einem dialogischen Vorgehen und im Gespräch mit dem Patienten die Termine der Vorgespräche zu verhandeln. Bereits in den ersten Sitzungen der Therapie muss der Therapeut also das Dilemma mitdenken und sensibel reagieren.

> Eine Patientin berichtet, dass in ihrer Familie große Angst herrsche. Alles außerhalb der Familie sei bedrohlich. Die Eltern, vor allem die Mutter wüssten alles, was die Patientin denke und unternehme. Die Patientin lebt, obwohl sie Ende 20 ist in ihrem Kinderzimmer und hat kein eigenes Telefon. Die Psychose sei ausgebrochen, als die Patientin sich verliebt habe. Bald habe sie aus dem Fernseher und überall her erfahren, dass sie von dem Mann, dem sie nie persönlich näherzutreten wagte, geliebt werde.

Hier ergibt sich die psychodynamische Hypothese, dass die Patientin aufgrund der mangelnden Individuation/Autonomieentwicklung ihre erotischen Wünsche nur durch eine psychotische Umschreibung ausdrücken kann. Es ergibt sich weiterhin für den Therapeuten ein Hinweis darauf, auch in der therapeutischen Beziehung achtsam zu sein, ob die Patientin Verantwortung für ihre Rolle in der Therapie übernehmen kann.

5.1.4 Rahmenbedingungen

Informationen und Absprachen über die Rahmenbedingungen könnte man als eine bloße Informationsvermittlung sehen. Es handelt sich jedoch auch um eine Chance einer gemeinsamen Definition der therapeutischen Beziehung und um eine Positionierung, auf die dann bei auftretenden Störungen zurückgegriffen werden könnte. Im Einzelnen geht es dabei um:

Die Abstinenz

Der Therapeut vermittelt, dass private Kontakte zwischen Therapeut und Patient für einen Therapieerfolg abträglich sind. Er erklärt auch, dass die Beziehung insofern ungleich sei, weil der Therapeut nur wenig über sich sage. Diese Regel habe sich als notwendig erwiesen, da sonst die Therapie unübersichtlich werde.

Die Schweigepflicht
Der Patient sollte erfahren, dass er weitererzählen dürfe, was sich in der Therapie ereignet, dass der Therapeut aber an die Schweigepflicht gebunden sei. Der Therapeut sollte den Patienten darauf hinweisen, dass er die Möglichkeit habe, eine Zweitmeinung einzuholen.

Erreichbarkeit außerhalb der Sitzungen
Der Patient sollte erfahren, wann der Therapeut telefonisch erreichbar ist. Einige Therapeuten geben ihre Handy-Nummer für Notfälle weiter und bieten kurzfristige Notfallsitzungen an.

Absprache darüber, was zu tun sei, wenn der Patient nicht zur Sitzung erscheint
Diesbezüglich könnte abgesprochen werden, dass, falls der Patient Termine versäumt, der Therapeut unaufdringlich nachfragt (brieflich, SMS, Telefon). Dieses Vorgehen ist besonders angezeigt, wenn der Therapeut annehmen muss, dass der Patient den Therapeuten zwischen den Stunden »verliert«, da er ihn noch nicht stabil repräsentieren kann. Das Vereinbaren von Ausfallhonoraren in der Psychosentherapie verdient aus diesem Grund besondere Beachtung: Einige Therapeuten vereinbaren von vorneherein eine Regelung über ein Ausfallshonorar, andere weisen nur darauf hin, dass es so etwas gibt, und entscheiden dann in Abhängigkeit von den Gegebenheiten des Einzelfalls.

Absprache über das Vorgehen bei drohendem Rückfall
Es ist sinnvoll, die Möglichkeit einer akuten Dekompensation anzusprechen. Dies sollte in einem dialogischen Austausch geschehen. Eine adäquate Frage des Therapeuten wäre: »Was soll ich tun, wenn ich befürchte, dass Sie in einen krisenhaften Zustand geraten?« Man könnte sich zum Beispiel darauf einigen, dass der Therapeut den Patienten in diesem Falle anspricht und dann weitere Schritte überlegt. Dazu gehören Entlastung, Stressvermeidung oder das Aufsuchen des Psychiaters mit der Frage einer medikamentösen Intervention. Sinnvoll kann es auch sein, mit dem Patienten zusammen einen Krisenplan zu erarbeiten oder einen bereits bestehenden Plan zu ergänzen.

Diese Absprachen über die Rahmenbedingungen, das Vorgehen bei Krisen etc. erfordern ein sensibles Vorgehen. Wichtig ist es, ein Gefühl dafür zu entwickeln, ob der Patient solche Informationen als solche aufnehmen kann oder ob er zum Beispiel das Thema einer möglichen Krise so versteht, dass der Therapeut eine Krise unmittelbar erwartet und voraussieht. Es stellt sich das Problem des Weckens von »schlafenden Hunden«. Das heißt: Wenn der Patient sich – als Folge einer Störung der subjektiven Zeit – in einer ängstlichen Erwartungshaltung befindet, wird er solche Informationen über Krisen nicht distanziert als etwas, dessen Eintreten möglich oder eben auch nicht möglich ist, auffassen, sondern als bedrohliche Vorausahnungen des (allwissenden) Therapeuten betrachten. Je mehr ein Patient über ein stabiles Ich verfügt, kann man diese gemeinsamen Vereinbarungen und Absprachen auf eine unkomplizierte Weise treffen. Ist der Patient noch labil, ist es oft notwendig, hier sehr vorsichtig zu agieren oder zunächst eine Stabilisierung des Ich zu versuchen, bevor man ein noch nicht dazu fähiges Ich mit Informationen mehr irritiert als informiert.

5.1.5 Definition der Aufgaben von Therapeut und Patient, Definition der Therapie/Definition des Ziels der Therapie/Krankheitsdefinition

5.1.5.1 Aufgaben von Therapeut und Patient

Wichtig ist es darauf hinzuweisen, dass eine Therapie eine gemeinsame Anstrengung darstellt, und der Therapeut auf die Mithilfe des Patienten angewiesen ist. Damit wird klargestellt, dass auch dem Patienten eine Verantwortung für den Erfolg der Therapie zukommt. Der Patient wird dazu eingeladen, sich an der gemeinsamen Suche nach Ursachen, Stressfaktoren etc., die mit der Erkrankung im Zusammenhang stehen könnten, zu beteiligen. Es ist eher weniger angebracht, den Patienten im Sinne einer Grundregel zur freien Assoziation anzuregen. Der therapeutische Raum sollte als ein Ort beschrieben werden, in dem – anders als im Alltagsgespräch – auch Gefühle wichtig sind und geäußert werden dürfen – auch Gefühle gegenüber dem Therapeuten. Der Patient ist eingeladen, zu berichten, was ihn bewegt, wobei auch Kleinigkeiten und sogenannte Banalitäten für den Fortschritt der Therapie einen großen Wert haben können.

5.1.5.2 Definition der Therapie

Wenn ein Patient fragt, wie denn eine psychodynamische Therapie ablaufe und was sie erreichen könne, sollte er je nach Vorbildung und Vorwissen eine verständliche Antwort erhalten. Diese könnte zum Beispiel folgendermaßen aussehen:

> »Psychodynamische Therapie heißt, dass wir uns gemeinsam auf die Suche machen, um herauszufinden, welche Faktoren dazu beigetragen haben, dass Sie in die Krise/Psychose gekommen sind. Es geht darum, dass wir herausfinden, ob Ihre Art mit Gefühlen oder Ereignissen umzugehen, bei Ihrer Erkrankung eine Rolle spielen könnte. Wir bemühen uns, Muster für die Art und Weise zu finden, wie Sie mit Emotionen – vor allem auch in Beziehungen – umgehen. Wir versuchen zu verstehen, woher diese Muster kommen, und wir beschäftigen uns damit, wie man sie verändern könnte. Das kann dazu führen, dass Sie Probleme besser verarbeiten können, was eine Krise/Psychose abschwächen oder überflüssig machen kann.«

5.1.5.3 Krankheitsdefinition und Festlegung des Therapieziels

Hinsichtlich der Erkrankungsdefinition und entsprechender Modelle zu deren Verursachung findet man in der Praxis sehr unterschiedliche Auffassungen. Manchmal ist es hilfreich, dass der Therapeut sich explizit (und implizit) dem Denken in Krankheitskategorien verweigert und sich stattdessen radikal auf das Erleben des Patienten konzentriert. Zudem ist es wichtig, Therapieziele – wenn der Patient es nicht anders vorgibt – nicht an zu beseitigenden Einzelsymptomen – wie zum Beispiel einer paranoiden Überzeugung oder Stimmenhören – festzumachen, sondern am individuellen Leidensdruck und Veränderungswunsch. Manche Patienten kommen mit dem dezidierten Wunsch, die Hintergründe und psychologischen Faktoren, die an ihrer psychotischen Erkrankung beteiligt sind, zu verstehen und zu bearbeiten. Manche Patienten sind mit der speziellen Diagnose zwar nicht einverstanden, aber bereit an den Problemen zu arbeiten, die zu ihrer Krise oder Störung geführt haben. Sozusagen am anderen Ende des Spektrums stehen Patienten, die ihr Erleben nicht als krank ansehen, sondern durch höhere Mächte, Geheimdienste etc. verursacht, und sich genau an dieser Stelle Abhilfe wünschen. Hier wäre es ein Fehler, diese unterschiedlichen Realitätsauffassungen bei Therapeut und Patient einfach zu übergehen. Damit würde man eine Realität löschen, was Ähnlichkeiten zur psychotischen Abwehr aufweist. Meist gelingt es aber, eine Art »Agreement« zu finden. Dabei würden die unterschiedlichen Auffassungen vorsichtig benannt und die Entscheidung, welche die richtige sei, auf später verschoben und ergebnisoffen diskutiert, ob dennoch ein gemeinsames Ziel für die Therapie gefunden werden kann.

Bei der Festlegung eines Zieles geht es sicherlich nicht darum, bereits zu Beginn der Therapie elaborierte Definitionen zu entwickeln, sondern es genügt, wenn Therapeut und Patient sich gemeinsam auf vorläufige »Arbeitshypothesen« einigen.

> Ein Patient kommt, weil er endlich beruflich Fuß fassen möchte. Alle Arbeitsversuche seien gescheitert, weil es Schwierigkeiten gab, die schließlich zu einer psychotischen Krise führten. Er möchte durch die Therapie jetzt sofort Arbeit finden. Es ist gar nicht leicht und kostet einige Geduld, diese Schwierigkeiten etwas genauer zu bestimmen. Der Therapeut und der Patient betrachten einige Szenen aus der Vorgeschichte und finden schließlich heraus, dass der Patient sich immer sehr schnell an der Arbeitsstelle unsicher fühlte, aber nie bei Kollegen nachfragen oder um Hilfe bitten konnte. Es wird vereinbart, diese Problematik genauer anzusehen und gemeinsam neue Strategien zu entwickeln. Der Patient und der Therapeut kommen nach längeren Verhandlungen zu dem Schluss, dass es besser sei, nicht sofort einen weiteren Arbeitsversuch zu starten, sondern eine Maßnahme der beruflichen Rehabilitation zu beginnen. Dadurch kann man sich auch (etwa anlässlich eines Praktikums) unter vermindertem Druck mit der Problematik befassen.

Es gibt Patienten mit denen es nicht leicht ist, zu einer expliziten Zielformulierung zu kommen, hier sollte der Therapeut immer zumindest für sich eine Hypothese entwickeln, diese dem Patienten bei Gelegenheit vorschlagen und ihn um seine Meinung bitten. Dabei geht es nicht nur um den Inhalt, also darum, eine gemeinsame »Baustelle« und einen gemeinsamen Plan, was man erreichen möchte, festzulegen, sondern auch darum, dass überhaupt eine Übereinkunft der zwei Beteiligten in Bezug auf eine Drittes (das Ziel) stattfindet. Es geschieht also implizit auch so etwas wie eine Positionierung und Triangulierung der therapeutischen Dyade.

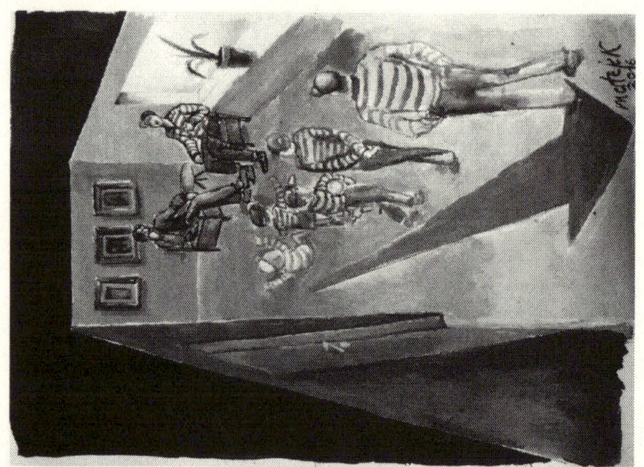

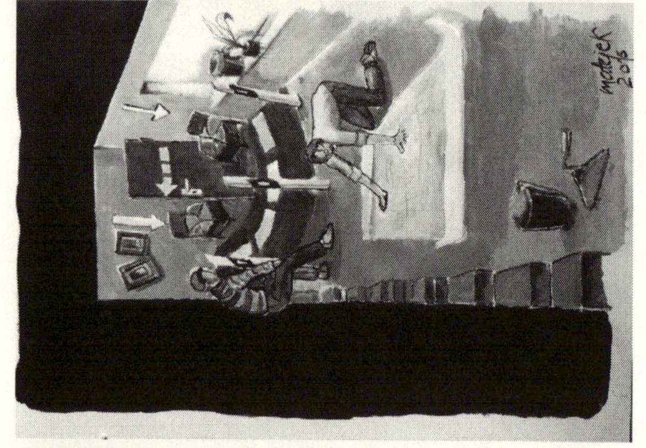

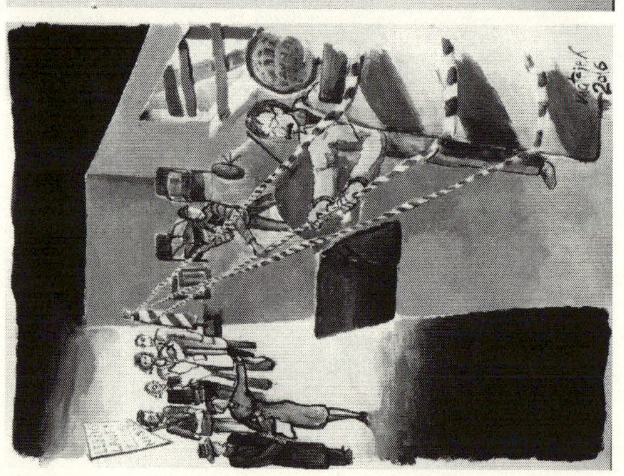

Abb. 3:
1) Etablierung des therapeutischen Raumes
2) Etablierung der primären Repräsentation
3) Etablierung der sekundären Repräsentation
© Norbert Matejek, 2016

6 Die Werkzeuge der psychodynamischen Psychosenpsychotherapie

6.1 Prinzipien phasenspezifischer Intervention

Wenn die Therapievoraussetzungen hinsichtlich Setting und Rahmen geklärt und Grundprinzipien der Haltung und der Handhabung der Gegenübertragung etabliert sind, dann können die spezifischen psychotherapeutischen Interventionen (Werkzeuge) angewandt werden. Diese sind zwei nicht konsekutiv aufeinanderfolgenden, aber in der Entwicklung aufeinander aufbauenden Phasen zugeordnet.

Wann welche Interventionen sinnvoll eingesetzt werden können, resultiert aus einer spezifischen diagnostischen Einschätzung, die sowohl der Therapie vorausgehen als auch in jeder Sitzung »online« neubeurteilt werden sollte. Hier geht es insbesondere um die Einschätzung der Fähigkeiten des Ich zur Unterscheidung zwischen Selbst und Anderem, zur primären und sekundären Repräsentation, zur Regulation von Gefühlen und zur Strukturierung der subjektiven Zeit.

Je instabiler die Ich-Organisation, desto mehr Werkzeuge aus der Phase der Etablierung der primären Repräsentation kommen zum Einsatz. Zu beachten ist, dass es sich um einen fließenden Prozess der Rekonstituierung des Ich mit flexiblen Überlappungsbereichen zwischen den Phasen handelt. In Abhängigkeit von bestimmten Themen oder interpersonellen Konstellationen kann es zu unterschiedlich starkem affektiven Arousal kommen, welches wiederum die aktuell verfügbaren Funktionen des Ich beeinflussen kann.

Checkliste für den Therapeuten

1) Wie groß ist die Angst des Patienten/des Therapeuten?
2) Welches Ausmaß, welche »Dosis« an Interpersonalität verkraftet der Patient? Wie nahe kann man ihm kommen, kann man ihn direkt etwas fragen, ihn auf ein Problem hinweisen?
3) Finden sich Anzeichen für Störungen des Kontakts zwischen »Wort und Ding«, zwischen Erleben und Denken? Ist der Patient in der Lage, psychische Erfahrungen zu repräsentieren, zu mentalisieren? Kann er über innere und äußere Erfahrungen als Vorstellungen, als mentale Abbilder der Realität, reflektieren? Kann er übertragene Wortbedeutungen verstehen? Finden sich Anzeichen für Störungen im formalen Denkablauf, für Assoziationen auf Ebene der »Signifikanten«?
4) Kann der Patient über seine Beziehungen, etwa zur Mutter, sprechen? Kann der *Andere* überhaupt vorgestellt werden?
5) Finden sich Anzeichen für eine Störung der subjektiven Zeit? Wie gestalten sich Abschiede? Kann der Patient den Therapeuten über eine Zeitspanne innerlich repräsentieren? Kann er Möglichkeit von Zukunft unterscheiden? Ist er in permanenter Hetze, hat er die Fähigkeit zu warten? Kann er seine Biografie oder die Abläufe von Geschehnissen darstellen?

In der ersten Phase (6.2–6.5) geht es um Techniken zur Reorganisation des Ich und um die gelebte Interpersonalität. Das bedeutet, dass – bevor Einsichten möglich sind – das Ich mit spezifischen Interventionen rekonstruiert und ein interpersoneller Raum, eine »Grammatik der Interpersonalität«, was einer Abmilderung des schizophrenen Dilemmas entspricht, konfiguriert wird. Dadurch entsteht die primäre Repräsentation.

In der zweiten Phase (6.6), der verstandenen Interpersonalität, wird durch einsichtsorientierte Interventionen, vor allem Klärung, Interpretation und Rekonstruktion, das Erreichte ausgebaut, gefestigt und konsolidiert. Diese Phase entspricht der sekundären Repräsentation.

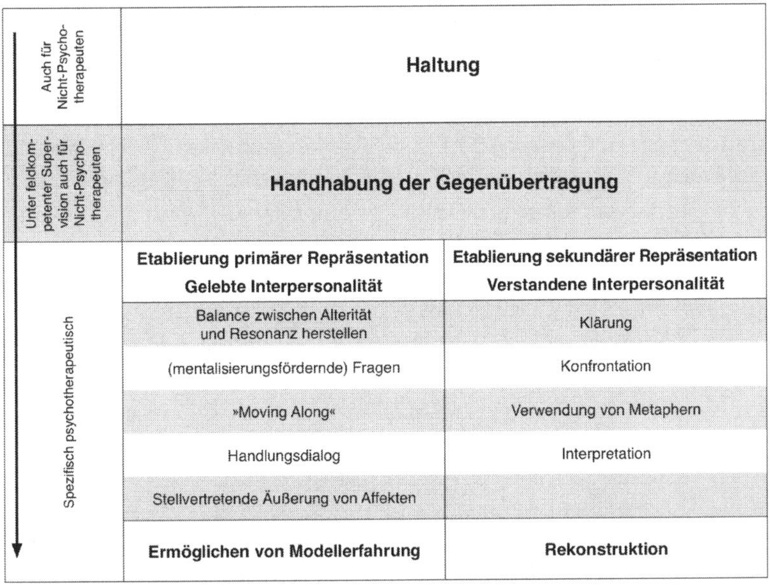

Auch für Nicht-Psychotherapeuten	**Haltung**	
Unter feldkompetenter Supervision auch für Nicht-Psychotherapeuten	**Handhabung der Gegenübertragung**	
Spezifisch psychotherapeutisch	**Etablierung primärer Repräsentation** **Gelebte Interpersonalität**	**Etablierung sekundärer Repräsentation** **Verstandene Interpersonalität**
	Balance zwischen Alterität und Resonanz herstellen	Klärung
	(mentalisierungsfördernde) Fragen	Konfrontation
	»Moving Along«	Verwendung von Metaphern
	Handlungsdialog	Interpretation
	Stellvertretende Äußerung von Affekten	
	Ermöglichen von Modellerfahrung	**Rekonstruktion**

Abb. 4: Werkzeugkasten der modifizierten psychodynamischen Psychotherapie der Schizophrenien

6.2 Die therapeutische Beziehung: Vermeidung der Wiederholung pathologischer Beziehungsmuster

Eine Bedingung für eine erfolgreiche Therapie ist, dass sich keine dauerhaften Wiederholungen dilemmatischer Beziehungsmuster etablieren. Nur so kann die therapeutische Beziehung zu einem Raum werden, in dem neue Erfahrungen, Lernprozesse und Einsichten stattfinden können. Dazu ist es notwendig, dass es gelingt, zumindest dauerhafte Reaktualisierungen, Reenactments und Wiederholungen von dilemmatischen Beziehungsmustern zu vermeiden. Diese Kollusionen, Verwicklungen – Racamier (1992, S. 140) spricht von Verzahnung (»engrènement«) – reaktualisieren oft Beziehungen aus der Vorgeschichte der Patienten.

Typisch sind bei schizophrenen Patienten folgende Extreme: Der gefürchtete Andere (der Therapeut) wird entweder dadurch seiner Andersheit (und damit eines Gefahrenpotenzials) beraubt, sodass er kontrolliert und beherrscht wird. Die andere Möglichkeit ist, dass der Patient sich als Anderer zum Verschwinden bringt.

Er wird völlig passiv und schlüpft sozusagen in den Analytiker, wodurch ebenso die gefürchtete Begegnung vermieden wird. Diese Ausschaltung der gefürchteten interpersonellen Situation, in der eine Begegnung zweier abgegrenzter und dennoch verbundener Individuen stattfindet, kann auch die Form annehmen, alles, was der Analytiker sagt, offen anzugreifen oder sich in eine Position der Unnahbarkeit und narzisstischen Überhöhung zurückzuziehen, wobei sich der Patient völlig unabhängig gibt und zu vermitteln versucht, dass er ohnehin alles wisse und niemanden brauche. Manchmal redet der Patient den Analytiker auch einfach nieder, und dieser hat praktisch nichts mehr zu melden. Es gibt auch subtilere Formen, ein Nicht-Zuhören, ein Ins-Leere-laufen-Lassen bis hin zum oberflächlichen Zustimmen, das ohne jegliche Wirkung bleibt. Manchmal hängen sich Patienten auch regelrecht an, sie erzeugen das Gefühl, dass man sie keine Sekunde alleinlassen kann. Soweit ein kurzer Überblick, wie eine (aufgrund des Dilemmas) gefürchtete Interpersonalität im Sinne einer Begegnung und eines Austauschs verhindert werden kann. Bei der Vermeidung solcher Beziehungsmuster sollte und kann der Therapeut aber keineswegs perfekt sein. Vorübergehende Tendenzen, sich mit dem Patienten zu verstricken, ihm zu nahezukommen oder sich zu sehr abzugrenzen, sind unvermeidlich und notwendig, da man anders den Patienten nicht kennenlernen kann. Sie können reflektiert als wertvolle Hinweise für die Therapie genutzt werden.

Im Einzelnen helfen die folgenden behandlungstechnischen Werkzeuge dabei, die therapeutische Beziehung als einen Raum, in dem sich konstruktive Entwicklungen ereignen können, zu öffnen und zu gestalten.

6.3 Verbesserung der Differenzierung zwischen Ich und Anderem – Erleben von Alterität

Die Differenzierung zwischen Ich und Anderem kann auch dadurch gefährdet sein, dass der Patient den bedrohlichen Anderen sozusagen vehement ausschaltet und die Kontrolle übernimmt. Eine Reflexion der Gegenübertragung ermöglicht es, sich als Therapeut zu repositionieren, Grenzen zu setzen und fest zu bleiben. Der Therapeut versteht die Angst vor dem Selbstverlust hinter dem aggressiven Verhalten des Patienten. Dadurch wird es möglich, sich empathisch, unverkrampft, selten auch einmal etwas energisch wieder als Therapeut ins Spiel zu bringen und nicht mit unreflektierter Gegenwehr zu reagieren.

> Ein Therapeut fühlt sich mit einem dominant auftretenden Patienten zunehmend unwohl. In der therapeutischen Situation ist eine Atmosphäre entstanden, in der er irgendwie nichts mehr zu sagen hat. Der Therapeut

hat regelrecht Angst zu widersprechen, auf Unklarheiten oder Ungereimtheiten hinzuweisen oder auch nur nachzufragen. Der Therapeut macht sich schließlich klar, dass er eigentlich selbst in einem Identitätsdilemma ist. Wenn er das tut, was seine berufliche Identität ist, nämlich als Therapeut zu agieren, löst das ein starkes Bedrohungsgefühl aus. Der Therapeut erkennt, dass der Patient die Therapie kontrolliert und er sozusagen verschwunden ist. Es gelingt dem Therapeuten, durch die Reflexion der Gegenübertragung gelassen und nicht aus Angst zu reagieren und sich wieder mehr in der Rolle des Therapeuten am Geschehen zu beteiligen.

Eine Patientin beschimpft die Therapeutin Stunde um Stunde als »Zwangspsychiaterin« und alte, neidische Frau, die ihr Leben zerstört habe. Die Therapeutin erkennt die eigene Tendenz, sich abzuschotten und »über den Dingen stehend« erleben zu wollen, und entschließt sich, kontrolliert-affektvoll ihrer persönlichen Verletztheit Ausdruck zu geben, was dazu führt, dass die Entwertungen aufhören und die gemeinsame Arbeit fortgesetzt werden kann. Falsch verstandenes »Containing« hat hier eher zu einer Zunahme von Ohnmacht bei der Patientin geführt. Im Moment der Begegnung kann sie sich als wirksame Urheberin wahrnehmen, erst die Kontingenz der emotionalen Reaktion (nicht einer verbal-überlegenen Deutung) eröffnet einen mentalen Raum zur Reflexion und Differenzierung beider mentaler Zustände.

Die Differenzierung zwischen Ich und Anderem fehlt auch in den Fällen, in denen Patienten im Erstgespräch bereits völlig rückhaltlos über intime Erlebnisse sprechen und bereits sind, sich rückhaltlos auszuliefern.

Ein Patient schickt bereits vor dem ersten Gespräch dem Therapeuten einen Brief, in dem er über intimste Erlebnisse berichtet. Als der Patient dann selbst erscheint, erklärt der Therapeut, dass er in den Brief nur kurz hineingelesen habe. Er habe nicht mehr weiterlesen können, da er der Meinung war, dass solche Informationen einen Prozess des Kennenlernens und der Vertrauensbildung voraussetzen. Der Therapeut weist den Patienten darauf hin, dass Therapie nicht bedeute, dass man – und schon gar nicht sofort –, alles sagen müsse.

Im anderen Extrem zeigt sich das Identitätsdilemma durch eine massive Angst des Patienten vor Kontakt. Nicht selten ist jemand so tiefgreifend verunsichert, dass ihn jegliche eigene Äußerung als eine bedrohliche mit katastrophalen Folgen verbundene Festlegung erscheint. Hier muss der Therapeut geduldig sein und seine direkte Präsenz als ein Gegenüber reduzieren. Balint (1968) hat vom Therapeuten als einer »gutmütigen Substanz« gesprochen.

> Der Therapeut hat das Gefühl, dass er seinen Patienten mit der geringsten Ansprache irritiert oder verängstigt. Bereits die harmlose Frage, ob er einen guten Weg zur Therapie hatte, erscheint dem Therapeuten so, als würde er den Patienten damit traumatisieren. Der Therapeut scannt die Situation Patient-Therapeut und kommt zu dem Schluss, dass der Patient sich offensichtlich bereits durch eine geringe »Dosis« von direktem Kontakt existenziell bedroht fühlt. Der Therapeut erhöht seine Empathie, reduziert sich als gegenüber und versucht das Gespräch ohne direkte Ansprache weiterzuführen.

Die Differenzierung zwischen Ich und Anderem kann auch durch Interventionen, die den Unterschied zwischen Therapeut und Patient markieren, verbessert werden. Diese ist besonders in Fällen nötig, in denen der Patient versucht, sich als Gegenüber zum Verschwinden zu bringen.

> Ein Patient verhält sich passiv und überlässt jegliche Initiative immer mehr dem Therapeuten. Der Therapeut unterliegt einer Art Sog, der dazu führt, dass er für den Patienten plant und denkt, während dieser gleichsam als Gegenüber verschwindet. Der Therapeut bemerkt das anfänglich nicht, er erkennt aber nach einiger Zeit, dass er (ähnlich wie in der Kindheit die Mutter des Patienten) dem Patienten jegliche Verantwortung abnimmt. Der Therapeut reduziert diese Aktivität, mit der er ein zu protektives Beziehungsmuster wiederholt, gibt dem Patienten wieder mehr Raum und stellt Fragen wie: »Ich sehe das so, wie sehen Sie das?«, womit der Patient sozusagen wieder freundlich an seine Autonomie und Selbstständigkeit erinnert wird und dazu angeregt wird, stärker die Initiative zu ergreifen.

Bei Patienten, bei denen eine noch deutlichere Konfundierung von Selbst- und Objektrepräsentanzen im Sinne manifester Ich-Störungen zutage tritt (»Das wissen Sie doch sowieso schon!«), kann es sinnvoll sein, das Erleben von Kongruenz bzw. Alterität auch explizit immer wieder zu bestätigen. Der Therapeut wird in solchen Fällen zum antwortenden Gegenüber und in abgewogener Weise sein eigenes Erleben, Fühlen und Denken zur Verfügung stellen. Die Wiederherstellung und Integration der Repräsentationen des »Wie-Ich« und des »Verschieden-von-Mir« und die zunehmende Toleranz dieses Spannungsfeldes bilden die Grundlage für eine Linderung des psychotischen Dilemmas.

Ein Patient reagiert auf Fragen des Therapeuten sehr irritiert und misstrauisch, da er glaubt, dass diesem die Antworten doch ohnehin auf telepathischem Wege bekannt wären. Der Therapeut verneint diese Möglichkeit und nennt dem Patienten eine Auswahl der eigenen möglichen Hypothesen, die seiner Meinung nach als Antworten auf die Fragen in Betracht kommen könnten. Der Patient ist sichtlich erstaunt darüber, wie wenig zutreffend diese sind, und berichtet etwas freimütiger über das, was in ihm tatsächlich vorgeht.

6.4 Reorganisation des Ich und seiner Funktionen

Weiter oben wurde bereits darauf hingewiesen, dass bei Patienten, die unter Schizophrenie leiden, die subjektive Zeit, das Verhältnis zwischen »Wort und Ding«, und auch die Intensität des Erlebens gestört sein kann. Gravierende Störungen dieser Art beobachtet man im ambulanten Bereich meist in einem weniger offensichtlichen Ausmaß.

6.4.1 Techniken, die die Mentalisierung fördern

Mentalisieren allein ist kein therapeutisches Ziel. Unter günstigen Umständen ist ein gesundes und erfülltes Leben auch mit einem relativ geringen Maß an Mentalisierungsfähigkeit vereinbar. Dennoch ist es angesichts der Vielfalt mentalisierungsbezogener Störungen bei Patienten mit Psychosen unabdingbar, das Mentalisierungsvermögen sowohl unter diagnostischen Aspekten als Voraussetzung als auch als Wirkfaktor einer psychodynamischen Psychotherapie zu beachten. Die Technik der Mentalisierungsbasierten Psychotherapie (MBT) für Patienten mit Persönlichkeitsstörungen wurde anderweitig detailliert beschrieben (Schultz-Venrath, 2013; Bateman & Fonagy, 2015), kann aber nicht ohne Weiteres auf die Psychosebehandlung übertragen werden (Brent & Fonagy, 2014).

Im Folgenden soll die Rolle mentalisierungsbezogener Interventionen für die modifizierte psychodynamische Behandlungstechnik zusammengefasst werden.

Die Beurteilung des Mentalisierungsvermögens sollte implizit und fortlaufend sowohl während der Probatorik als auch der laufenden Psychotherapieerfolgen. Bateman und Fonagy (2015) empfehlen die Verwendung einer speziellen Fragetechnik (»Demand-Fragen«), insbesondere, wenn es um die Bindungsgeschichte des Patienten geht (»Wissen Sie, warum ihre Mutter sich damals so verhalten hat?«). In der Psychosebehandlung sollten Ausmaß und Tiefe solcher Fragen unbedingt dem aktuellen Befinden des Patienten angemessen sein, da bereits die Anamneseerhebung bzw. die Exploration von Bindungsbeziehungen das Identitätsdilemma aktualisieren und einen Zusammenbruch des Mentalisierungsvermögens nach sich ziehen kann. Fragen nach mentalen Zuständen und Bedingtheiten können auch gut in ein laufendes Gespräch in Bezug auf Dritte bzw. aktuelle Erfahrungen eingestreut werden. Zu beachten ist in jedem Fall, dass es in Zuständen erhöhten Arousals, wie bei Aktivierung des Bindungssystems, zum »Aussetzen« des Mentalisierungsvermögens, also zum Beispiel zu einem Umschlag von kontrolliertem zu automatischem Mentalisieren, kommen kann. Gleichzeitig sind auch »ausgestanzte« Defizite, wie im Umfeld einer Wahnsymptomatik, oder wenn eine bedeutsame Person zum Thema wird, möglich (Bateman & Fonagy, 2015). Fonagy und Luyten (2009) unterscheiden nicht nur kontrollierte und automatische, sondern auch innerlich und äußerlich fokussierte, kognitive und affektive sowie auf das Selbst und Andere bezogene Mentalisierungsleistungen.

Für die Psychosebehandlung erscheinen von Wichtigkeit (Lysaker et al., 2005; Bateman & Fonagy, 2015; Montag, 2015):

- Kann der Patient sich und andere als Urheber wahrnehmen? Wie stabil ist die Repräsentation des Selbst?
- Wie gut gelingt die automatische (»verkörperte«) Wahrnehmung von Mimik und Gestik?
- Gibt es Offenheit und Neugier auf mentale Prozesse?
- Können mentale Zustände – gegebenenfalls nur außerhalb psychotischer Symptombildungen – repräsentiert werden?
- Liegen Hinweise auf konkretistische Verstehensweisen vor?
- Werden mentale Zustände korrekt erkannt bzw. geschlussfolgert?
- Liegt eher ein »Untermentalisieren« oder ein »Übermentalisieren«[7] vor?
- Wie differenziert ist die Zuschreibung emotionaler versus kognitiver mentaler Zustände?

---

7 »Übermentalisieren« bei Psychosepatienten sollte unbedingt vom »Hypermentalisieren« bei Persönlichkeitsgestörten, wie es Bateman und Fonagy (2015, S. 53, 88) definieren, unterschieden werden: Letzteres »impliziert definitionsgemäß die Aktivierung des Als-ob-Modus« und kann abgekoppelt von der affektiven Realität sein. »Übermentalisieren« bei Psychosepatienten dagegen stellt oft einen Erklärungsversuch für die Wahrnehmung aberranter Salienz oder unerklärlicher mentaler Zustände Anderer dar und ist meist mit hohem emotionalen Arousal verbunden.

- Gibt es Unterschiede in der Repräsentation von Selbst und Anderem?
- Gibt es Hinweise auf »Als-ob«-Mentalisieren, z. B. Vortragen von gelernten oder vorgefertigten Schilderungen oder Diagnosen?
- Gibt es Hinweise auf Hyperreflexivität, z. B. übermäßige »Verkopftheit« und zwanghaftes Intellektualisieren als Reaktion auf eine Entfremdung vom körperlichen und emotionalen Erleben?
- Gibt es Hinweise auf Urteilsverzerrungen und Denkfehler, wie vorschnelles Urteilen?
- Sind Perspektivwechsel/Dezentrierung/Flexibilität möglich?
- Können Ambivalenz und Widersprüchlichkeit ausgehalten werden?
- Können Beziehungen und Kausalitäten zwischen verschiedenen eigenen und fremden mentalen Zuständen hergestellt werden?
- Werden »mentalistische« Konzepte genutzt, um innere oder äußere Probleme zu lösen?
- Inwieweit ist das Erleben in ein autobiografisches Narrativ integriert?

Für die Einschätzung des Mentalisierungsvermögens anhand dieser Fragen steht die Form, nicht der Inhalt einer Repräsentation im Vordergrund. Einzelne therapeutische Interventionen müssen laufend, in jeder Situation jeder Therapiesitzung, auf das Mentalisierungsvermögen des Patienten abgestimmt werden. Da die phasengerechte Anwendung der »Werkzeuge« des Psychosetherapeuten noch eingehender dargestellt wird, soll es hier eher um allgemeine Prinzipien gehen.

Für die mentalisierungsfokussierte Psychosebehandlung gilt es gleichermaßen, mentalisierungsfördernde Strategien zu verwenden wie auch mentalisierungshemmende Interventionen zu vermeiden (Schultz-Venrath, 2013). Die Voraussetzungen für die Schaffung des »dualen Raumes« (Rom, 2013) für die Psychosenpsychotherapie wurden oben beschrieben. Dessen Anfänge sind oft weit von einer »sicheren Bindungsbeziehung« entfernt. Im geglückten Fall schafft die Dyade aus Patient und Therapeut eine Umgebung, in der das Vertrauen in die Authentizität, persönliche Relevanz und Verallgemeinerbarkeit zwischenmenschlich ausgetauschter Informationen wiedergewonnen werden kann (Fonagy & Allison, 2014). Zu erleben, dass der Therapeut Interesse am eigenen mentalen Innenleben zeigt und sich verstanden zu fühlen, ist entscheidend dafür, die soziale Welt wieder als Ort der Kommunikation und des Lernens begreifen zu können. Dabei dient das Mentalisieren des Therapeuten in Bezug auf den Patienten als Modell, der sich so als intentionaler Urheber in den Vorstellungen des Therapeuten wiederfinden kann. Diese Erfahrung erlaubt es auch außerhalb der therapeutischen Beziehung eine Haltung des »Lernens aus (sozialer) Erfahrung« einzunehmen.

Viele Patienten sind aufgrund biografischer Erlebnisse oder der Konfrontation mit Unverständnis und »Besserwissen« durch Andere hinsichtlich ihrer Psychoseerfahrung entmutigt, wenig offen und kaum noch neugierig, wenn es um die Erkundung psychischer Inhalte geht. Fremde »Psychen« werden häufig mit Gefahr oder Kritik assoziiert und vermieden. Der Therapeut wird demzufolge versuchen, die diesbezügliche Neugier des Patienten wieder zu wecken, indem er versucht, die Dinge aus dessen Perspektive zu verstehen. Dazu ist eine Haltung des »authentischen Nicht-Wissens« notwendig. Selbstwahrgenommenes »Expertentum« des Therapeuten, verbunden mit einem Verzicht auf dieses naiv-demütige, fragende Herangehen, das Vorhalten von Ratschlägen und Erklärungen, stehen dem Mentalisieren von beiden – Patient und Therapeut – klar entgegen (Bateman & Fonagy, 2015, S. 92). Therapeutische „Empathie" ist nicht per se mentalisierungsfördernd.

Die Aufmerksamkeit liegt auf dem gegenwärtigen emotionalen Erleben von Patient und Therapeut (»Affektfokus«), weniger auf Verhalten oder äußeren Umständen. In Situationen, in denen eine (drohende) hohe emotionale Beteiligung das Mentalisierungsvermögen des Patienten verunmöglicht, wird der Therapeut als mentalisierendes »Hilfs-Ich« zur Verfügung stehen, um die Funktion der Affektregulierung so weit zu übernehmen, dass die emotionale Spannung auf einem zuträglichen Niveau gehalten wird. Gleichzeitig sollte für eine Verlangsamung gesorgt werden (»stop and rewind«), die es erlaubt, den Grund für diesen »Aussetzer« genauer zu betrachten. Die positiven Wechselwirkungen von Emotionsregulation und Mentalisierungsvermögen sollen dadurch gestärkt werden.

> Ein Patient in einer psychiatrischen Akutstation spielt mit einem Therapeuten Schach und zeigt sich dabei als kognitiv durchaus kompetent. Der Patient wird ans Telefon gerufen, seine Mutter wolle ihn sprechen. Er nimmt den Hörer und verändert sich plötzlich. Er kann keine ganzen Sätze mehr bilden, stößt teilweise kindlich anmutende Sätze und Satzfragmente aus. Das Telefonat wird beendet der Patient kommt zurück, spricht wieder geordnet und nach wenigen Zügen ist der Therapeut schachmatt.

In Bezug auf die Repräsentation emotionaler Zustände spricht Schultz-Venrath (2013, vgl. Kapitel 2.5) von der »Alphabetisierung der Empfindungen«: »physikalische« müssen in »mentalistische« Konzepte übersetzt werden. Eine zu frühzeitige Betonung kognitiver Prozesse oder einzelner Symptome kann jedoch die Hyperreflexivität mancher Patienten verstärken, eine Verarbeitung im Als-ob-Modus nach sich ziehen und damit den Blick auf zugrundeliegende repräsentationale Defizite versperren (Skodlar et al., 2013). Hyperreflexion im Sinne der somatopsychischen oder autopsychischen Depersonalisation bzw. des »Verlustes der natürlichen Selbstverständlichkeit« (vgl. Blankenburg, 2012 [1971]) tritt dann auf, wenn die Verbindung zur leiblichen und emotionalen Basis des Selbsterlebens geschwächt und die Repräsentation des Selbst sozusagen »unvollständig« ist (Es handelt sich daher nicht um »Übermentalisieren«, s.u.). Manchmal wirken Patienten regelrecht »verquast« und leer, obwohl ihre obsessive Beschreibung der eigenen Geisteszustände augenscheinlich sehr differenziert und detailreich ist (autopsychische Depersonalisation). Die permanente Rückbesinnung auf die gemeinsam erfahrbare Affektivität ist hier von immenser Bedeutung. Der Therapeut wird gerade dann, wenn er sich durch das »Pseudomentalisieren« des Patienten verwirrt oder gelähmt fühlt, verstärkt auf die Gegenübertragung achten und auf dieser Basis die Gefühlsebene wieder in den Dialog einbringen.

»Übermentalisieren« bei Menschen mit Psychosen bezeichnet im Gegensatz dazu die übermäßige und ausufernde Zuschreibung mentaler Zustände, wobei es oft um böswillige oder gefährliche Absichten anderer Menschen geht und häufig auch ein Wahn besteht. Gewöhnlich wird eine Vielzahl von Hypothesen über fremde mentale Zustände generiert, aus denen diejenige mit der höchsten emotionalen Bedeutsamkeit (z.B. entsprechend der höchsten Gefahr oder einer sehr negativen Selbstrepräsentanz) ausgewählt wird. Die Angst des Patienten ist hierbei meist deutlich und einfühlbar. Der Therapeut wird in solchen Fällen versuchen, Sicherheitsgefühl und Vertrauen aufzubauen, also emotionsregulierend wirken. Häufig ist es sinnvoll, zunächst quasi »am Wahn vorbei« zu arbeiten, also Kontextfaktoren und Ressourcen zu erkunden, die einerseits Aufschluss über die Art der dilemmatischen Situation des Patienten geben, andererseits dessen Selbst stärken und das Dilemma mildern können (vgl. Kapitel 6.5.). Eine direkte, kognitiv ausgerichtete Arbeit am Wahn (Moritz & Woodward, 2007) ist in der psychodynamischen Psychosentherapie eher selten und späteren Therapiephasen, wenn die Fähigkeiten zur Metarepräsentation weitgehend wiederhergestellt sind, vorbehalten.

Patienten mit einer Tendenz zum »Untermentalisieren« präsentieren hingegen vornehmlich nicht-mentalistische, also sachbezogene Erklärungen für zwischenmenschliche und psychische Vorgänge. Manchmal wird deutlich, dass mentale Zustände durchaus vorgestellt werden können, aber die damit verbundenen Schlussfolgerungen sind vereinfacht oder falsch.

Gefühle sind oft weniger gut repräsentiert als Wissen, Gedanken oder Absichten und müssen vorsichtig, aber aktiv vom Therapeuten erfragt bzw. stellvertretend thematisiert werden. Das gleiche gilt für die Reflexion innerer Zustände anderer Personen, welche zunächst oft nur als teleologisch nutzbare »Statisten«/ Versorger oder böswillig agierende Gegner wahrgenommen bzw. vollständig ignoriert werden.

Die Übernahme einer allozentrischen Perspektive, also das emotionale und kognitive Sich-Hinein-Versetzen in eine andere Person oder das Einnehmen einer exzentrischen Position der Betrachtung, wird durch Fragen angeregt. Oft kann es nur in dem Maße gefördert werden, wie die Abmilderung des Identitätsdilemmas es zulässt. Therapeutische Interventionen umfassen daher unter anderem das Benennen und Klären, die Förderung des Erkennens und Differenzierens von Gefühlen, Intentionen, Wissen und Wünschen von Selbst und Anderen. Ausgehend von der Re-Etablierung primärer und sekundärer Repräsentationen werden so die Fähigkeit zur Mentalisierung von Affekten, aber auch die Reflexion von Denkprozessen, Beziehungen und Interaktionsverhalten auf einem immer höheren Abstraktionsniveau möglich. Dies entspricht einer allmählichen Wiederherstellung metakognitiver Funktionen. Nun erst können auch höhere Betrachtungs- und Rekursionsebenen eingenommen werden, wie zum Beispiel die Repräsentation falscher Überzeugungen oder das Nachdenken über eigene Urteilsverzerrungen und wiederkehrende Denkfehler (Moritz & Woodward, 2007). Die schrittweise Einbeziehung der zeitlichen bzw. autobiografischen Dimension (Corcoran & Frith, 2003; Lempa & von Haebler, 2012) kann letztlich zur Etablierung eines kohärenten narrativen Selbstbildes führen (Lysaker et al., 2005).

6.4.2 Umgang mit Störungen des Zeiterlebens

Dührsen (2005) hat davon berichtet, dass es für eine Patientin, die die Therapeutin nach der Sitzung völlig verlor und sie nicht als Abwesende in einer zeitlichen Dauer erleben konnte, wichtig war, dass ihr die Therapeutin mitteilte, dass sie durchaus ab und zu an sie denke. Das habe der Patientin bei der Rekonstruktion der Zeit ebenso geholfen wie der Rahmen der Therapie, wobei es vor allem die durch ihn gegebenen regelmäßigen Trennungen und Wiederbegegnungen sind, die das Zeitraster etablieren.

Es kann hilfreich sein und kommt dann auch gar nicht unbedingt auf den Inhalt an, wenn der Therapeut einem Patienten in gewissen Fällen erzählt (vgl.

Benedetti, 1992), dass er von ihm geträumt habe. Vielleicht ist es vor allem diese absolute Evidenz, dass der Patient auch außerhalb der Therapiezeit für den Therapeuten existiert.

Um die subjektive Zeit wiederaufzubauen, kann es auch effektiv sein, gemeinsam mit dem Patienten zeitliche Abläufe minutiös zu rekonstruieren und auf zeitliche Abläufe in der Therapie hinzuweisen. Das heißt konkret, dass man auf sinnvolle Bezüge zwischen Stunden als auch zwischen Momenten einer einzelnen Stunde hinweist. Eine Störung der subjektiven Zeit kann auch mit der Denkstörung, die man Zerfahrenheit nennt, in Verbindung stehen. Dabei wechselt der Patient, wenn die interpersonelle Situation zu dicht wird, in eine andere Zeit. Er fällt in einen anderen Kontext, es entsteht eine Art Nebel, in dem man sich aus den Augen verliert. Das korreliert damit, dass der Patient noch nicht die Position eines wirklichen Gegenübers einnehmen kann. Er ist sozusagen noch nicht dazu in der Lage, seine Perspektive zu besetzen und sich als Sprecher in einer Kommunikation zu behaupten. Denkstörungen können auf dieser Ebene relativ zu den Fortschritten abnehmen.

> Ein Patient, der traumatische Trennungserlebnisse erlitten hatte, hinterließ, wenn er die Praxis des Therapeuten verließ, bei diesem immer ein Gefühl eines Risses. Er verabschiedete sich nicht, sondern war spürbar einfach weg, ohne dass es zu einem Kontakt kam, indem eine Trennung erlebbar wurde. Nicht selten rief er nach einem solchen »Abschied«, der keiner war, voller Panik an. Der Therapeut begann darauf die Abschiede explizit und ausführlich zu gestalten und er motivierte den Patienten dazu, sich ein kleines Heft anzuschaffen, um darin einige Beobachtungen aufzuschreiben, die dann in der Therapie bearbeitet wurden.

In diesem Beispiel reagiert der Therapeut in dem Wissen, dass er von dem Patient nicht in einer zeitlichen Kontinuität repräsentiert ist, indem er den Moment der Trennung so gestaltet, dass er von dem Patient besser erlebt werden kann und nicht mehr verleugnet wird und er motiviert den Patient dazu, ihn (durch das kleine Heft) auch in Abwesenheit als anwesend zu erleben.

> Ein Patient weist eine deutliche Zerfahrenheit im formalen Denkablauf auf. Der Therapeut unternimmt den Versuch, geduldig zu bleiben und nichts zu unternehmen, um ihm nicht, etwa durch eine Konfrontation mehr Kohärenz aufzuzwingen, wenngleich er sich dadurch weniger verwirrt und beunruhigt fühlen würde. Er entscheidet sich schließlich, in dieser Situation nicht verstehen zu wollen, sondern für den Patienten die Fragmente seiner Rede zu sammeln und so etwas wie die Rolle eines Chronisten ein-

zunehmen. Er berichtet dem Patienten über die Themen, die in der Stunde berührt, und auch über Inhalte, die im Verlauf verschiedener Sitzungen angesprochen wurden.

In diesem Beispiel eines Patienten, der in einem solchen Maß seinen Affekten ausgeliefert ist, dass die synthetischen Funktionen des Ich nicht mehr zur Verfügung stehen, verzichtet der Therapeut völlig auf eine Intervention mit dem Ziel, einen größeren Zusammenhang in den Äußerungen des Patienten zu erreichen. Diese könnte – so seine Vermutung –, die Angst noch verstärken und er übernimmt als vorübergehendes Hilfs-Ich die Rolle der synthetischen Funktion einer Einordung in das Zeitraster. Wichtig ist, in einer solchen Situation eine möglichst angstfreie Atmosphäre zu schaffen, in der es dem Patienten gelingen kann, sich wieder in der Zeit zu positionieren.

6.4.3 Umgang mit Störungen der Intensität des Erlebens (Derealisation, Überwältigung)

Im Zusammenhang mit einer Auflösung des Zeitrasters als Folge einer aktuellen Desorganisation des Ich erleben Patienten Eindrücke mit großer Intensität, was nur selten positiv oder gar als Ekstase empfunden wird, sondern meist mit großer Angst verbunden ist. Hilfreich kann es sein, wenn man die Erlebnisse ausführlich und in aller Ruhe bespricht und sie so wieder in einen Kontext stellt.

Ein Patient wurde in einen harmlosen Verkehrsunfall verwickelt und ruft den Therapeuten unter großer Erregung, Angst und Wut an. Der Therapeut spiegelt die Erregung des Patienten, er könne sich vorstellen, dass so ein Ereignis einen durcheinanderbringen kann, und bittet um einen detaillierten Bericht, wobei er nachfragt und sich alles genau erklären lässt. Der Patient kann sich beruhigen und das Ereignis in eine zeitliche und kausale Abfolge bringen.

Im theoretischen Teil wurde darauf hingewiesen, dass es bei der Therapie der Schizophrenie nicht um die Suche nach unbewussten Bedeutungen geht, sondern um die Integration von Erlebnissen, die die Verarbeitungskapazitäten des Ich überfordern. Insofern besteht das Vorgehen innerhalb der therapeutischen Situation weniger darin, dass der eine (der Patient) Material liefert und der andere (der Therapeut) eine verborgende Bedeutungsdimension hinzufügt, sondern darin, dass Ereignisse sozusagen bei einem gemeinsamen Spaziergang minutiös ausgeleuchtet werden. Ähnlich weisen Aebi (2004) und Bollas (2015) darauf hin, wie wichtig es ist, mit dem Patienten ganz nah am Erleben zu bleiben und gemeinsam Ereignisse sozusagen mit der Lupe zu betrachten. Indem der Patient dabei über sein Leben in der ersten Person spricht, werde – so Bollas – auch die Kohärenz des Ich gestärkt.

> Ein Patient leidet unter einer großen Angst, es werde ihm von einem alten Bekannten etwas angetan. Er habe ihm gesagt, dass er ihn fertig machen werde. Diese Angst mutet zuerst fast paranoid an. Ein detailliertes gemeinsames Erinnern der damaligen Situation ergibt schließlich einen Kontext, in dem der Satz in einem ganz anderen Sinn gemeint war. Der Bekannte wollte ihn in Sorge davon abhalten, eine Dummheit zu begehen. Dies kann der Patient jetzt verstehen, er kann es in den Kontext seiner damaligen präpsychotischen Verfassung stellen und damit das Ereignis abschwächen und schließlich seine Angstvorstellung vergessen.

Sind Patienten von ihrem emotionalen Erleben abgeschnitten, kann es hilfreich sein, wenn man sich gemeinsam auf die Suche nach emotional gehaltvollen Situationen und Erinnerungen begibt. Das können zum Beispiel Bücher sein, die in der Kindheit intensiv erlebt wurden.

Wichtig ist dabei die Handhabung der Gegenübertragung. Das Zuviel und das Zuwenig an Emotion sollte erlebt und weder unreflektiert übernommen noch unreflektiert gebremst, sondern empathisch beantwortet werden.

6.4.4 Umgang mit Störungen des Verhältnisses zwischen »Wort und Ding«

Vor allem Lacan (1981 [1955]) hat darauf hingewiesen, dass die Sprache bei schizophrenen Patienten oft als etwas Feindliches und Fremdes erlebt wird. Sie erleben auch hier ein Dilemma. Sie sehen sich vor der Alternative, entweder die Sprache der Anderen wie einen Fremdkörper, in dem man sich nicht wiederfindet, zu übernehmen oder sich in einer Eigensprache (Neologismus) zwar selbst zu spüren, dann aber den Kontakt zum Anderen zu verlieren. Es fehlt auch hier, in der Sprachverwendung der Spielraum, der es einem erlauben würde, man selbst zu sein, wenn man im Bezug zu einem Anderen ist und mit ihm spricht. Im Extremfall verlieren die Patienten den Bezug zu sich (ihrem eigenen Erleben), wenn sie zu einem anderen sprechen, und sie verlieren den Bezug zum Anderen (als Gegenüber), wenn sie von sich sprechen. Die Überbesetzung der

Wortvorstellung äußert sich zum Teil in assoziativer Lockerung, bei der noch gegebenenfalls vorhandene Brücken erkennen lassen, dass irrelevante semantische oder phonematische Bezüge wichtiger geworden sind als die Verbindung zur zugrundeliegenden Bedeutung, die vermittelt werden soll. Das ist eine Folge davon, dass eine akute Psychose die Verbindung zwischen Erfahrung und Denken zerreißt. Manchmal sind schizophrene Patienten auch dermaßen existenziell verunsichert, dass sie in der Gegenwart anderer, an ihren eigenen Wahrnehmungen zu zweifeln beginnen und sich schließlich unangreifbar machen, indem sie entweder unverständlich werden oder ihr Erleben mit Worten verbinden, die sie als erwartet vermuten.

> Ein Therapeut bekommt, als er den Äußerungen seines noch sehr instabilen Patienten zuhört ein Gefühl der Irrealität. Der Patient berichtet spürbar nicht über das, was er erlebt hat, sondern er schildert Ereignisse, die offensichtlich dem entsprechen sollen, was der Therapeut sich wünschen könnte. Über sein wirkliches Erleben zu sprechen, macht dem Patienten große Angst, er ist, sobald er dazu ansetzt, sichtlich blockiert und bringt nichts mehr heraus. Der Therapeut spürt deutlich die Qual des Patienten und unterbricht bei einer entsprechenden Gelegenheit den Patienten: »Nein, bitte, sagen Sie lieber nichts, was Sie nicht eigentlich empfinden.« Der Patient hat verstanden. Bei einer ähnlichen Gelegenheit unterbricht er sich selbst mit dem Wort »Stop«. Dieses Wort dient in der Folgezeit Therapeut und Patient als Metapher für das Problem, das dann nach einiger Zeit gelöst werden kann.

In diesem Beispiel interveniert der Therapeut, da er die quälende Situation seines Patienten beenden möchte. Der Patient kann das aufgreifen und erfindet durch sein »Stop« eine Art Pufferzone und macht damit einen ersten Schritt, um seine Erfahrung und sein Denken in einer interpersonellen Situation wieder zu verbinden.

6.4.5 Konkretismus und pragmatischer Sprachgebrauch

Die Überbesetzung von Wortvorstellungen bei Auflösung der Sachvorstellung (Freud), der Verlust des Zusammenhangs von Signifikant und Signifikat, das Auftauchen normalerweise inhibierter Assoziationen auf Ebene der Signifikanten (Lacan, 1997 [1955/56], das Zusammenfallen von Symbol und Symbolisiertem (Segal, 1957) bzw. der Verlust der Fähigkeit zur Entkopplung mentaler Zustände von der Realität (Frith, 1992) führen zu spezifischen Veränderungen in der Sprache psychotischer Menschen, welche unter dem Begriff des Konkretismus zusammengefasst werden. Das Verständnis von Metaphern, Metonymien, gestisch-affektiver als auch sprachlicher Symbole (Lorenzer, 1970; Lacan, 1997 [1955/56]) und indirekter Rede wie Ironie, Sarkasmus oder Sprichwörtern sind häufig erschwert (Brüne & Bodenstein, 2005; Varga et al., 2013), psychische und objektive Realität sind äquivalent, Worte werden zu Dingen.

Ein Patient hatte in der akuten Erkrankungsphase Batterien verschluckt. Nach einigen Wochen erklärt er seine Absicht: Er habe damals gedacht, dadurch mehr Energie zu bekommen.

Eine Patientin gießt Milch ins Aquarium mit der Begründung: »Das sind meine Kinder, Kinder brauchen Milch!«

Das Vorliegen von Konkretismus muss zumeist gar nicht im Sprichworttest geprüft werden, da Schwierigkeiten im Verständnis von übertragenen Bedeutungen oft bereits im alltäglichen Dialog auffallen.

Th.: »Ich glaube, Sie können selbst recht gut steuern, wie viel von dem Medikament sie einnehmen.«

P.: »Was soll das denn heißen? Ich bin doch kein Steuermann! Boot bin ich als Kind zuletzt gefahren!«
Später beschwert sich die Patientin nochmals:
»Sie verwenden immer diese komischen Ausdrücke, die ich nicht verstehen kann! Können Sie das nicht einfacher sagen?«

Der Therapeut sollte in jedem Fall vorsichtig testen, in welchem Ausmaß der Patient metaphorische Äußerungen versteht, und eine Sensibilität dafür entwickeln, dass viele umgangssprachliche Wendungen, stehende oder tote Metaphern (z.B. »jemandem unter die Arme greifen«, »Tischbein«) auch konkret interpretiert werden können[8]. Dass der Patient etwas Gesagtes nicht versteht, zeigt sich manchmal auch an Stockungen der Kommunikation oder am Wunsch des Patienten, das Gespräch zu beenden. Nur wenige Patienten verbleiben aber dauer-

8 Untersuchungen von (Elvevag et al., 2011) deuten darauf hin, dass Patienten (zumindest in einer experimentellen Situation) aktiv ebenso häufig Metaphern verwenden wie Gesunde, aber passiv häufiger konkret interpretieren. Die Autoren spekulieren zudem, ob nicht Therapeuten dazu neigen, figurative Sprache vermehrt zu beachten (und zu vermeiden?).

haft im Konkreten. Auch Konkretismus kann als dynamische Reaktion auf Angst oder Stress (Goldstein, 1959) bzw. Rückgriff auf präreflexive Modi der Mentalisierung unter hohem Arousal (Bateman & Fonagy, 2015) angesehen werden, auch wenn dabei eine dilemmatische Struktur (Mentzos, 2009) bzw. »vorauslaufende Symbolisierungsschwäche« (Lang, 2011, S. 193) vorausgesetzt werden müssen.

Ein weiteres Beispiel stammt von Harold F. Searles: Hier berichtet eine Patientin voll Verwunderung vom Brief einer alten Frau an ihre Enkelin. Die Großmutter habe ihre Angst darüber geäußert, dass die Blätter in diesem Herbst so schnell abfielen … Während die Patientin sich der metaphorischen Bedeutung des Satzes nicht bewusst zu sein scheint, ruft diese im Therapeuten ein hoch emotionales Bild von Einsamkeit und Tod hervor (Searles, 1962, S. 42). Searles beschreibt die Wirkung einer solchen Metaphorik auf den Therapeuten insbesondere für die mittlere Phase der Therapie: Der latente emotionale Inhalt müsse zunächst vom Therapeuten in einer ähnlichen Isolation getragen werden, wie sie auch der Patient angesichts wenig responsiver Bezugspersonen erlebt haben mag. Bereits Searles betont hier die nicht-deutende, implizite, haltgebende Reaktion des Therapeuten, welche eine Neuerfahrung ermöglicht (ebd., S. 40).

Oft scheinen Menschen mit Psychosen Bedeutungen und Symbole im Übermaß zu produzieren. Verdichtungen, Neologismen, ungewöhnliche Assoziationen und Bilder können für den Therapeuten häufig treffende und wichtige Quellen der Informationsgewinnung darstellen.

> Ein Patient erklärt unbeteiligt, auf dem Weg zur Therapiestunde habe er »kalte Füße« gehabt. Nur in der Familie bekomme er Wärme. Der Therapeut verspürt in sich Mitgefühl und eine leichte Angst. Beides informiert den Therapeuten über die dilemmatische Situation des Patienten und seine Ambivalenz, sich auf den Kontakt zum Therapeuten einzulassen. Trotzdem wird spürbar, dass auch der Patient versteht, um was es gerade geht. Der Therapeut spricht das Dilemma dennoch nicht direkt an. Er lenkt das Gespräch zunächst auf frühere Beziehungserfahrungen, die der Patient außerhalb seiner Familie gemacht hat. Später, thematisiert er die Sitzungsfrequenz und nimmt damit die Bedenken des Patienten indirekt wieder auf.

Auch wenn Konkretismus meist als Unfähigkeit, übertragene Bedeutungen zu verstehen, bzw. als generelles Defizit konzeptualisiert wird (Brüne & Bodenstein, 2005), zeigt das Beispiel, dass der augenscheinliche Konkretismus (»kalte Füße«) kommunikative Bedeutung besitzt. Daher könnte umgekehrt auch die

Tendenz, abstrakte Inhalte in konkreter Form zu repräsentieren, vorliegen (Ribolsi et al., 2015).

Am dieser Stelle soll ein viel zitiertes Beispiel für eine schizophrene Symbolisierungsstörung aufgenommen werden: Hannah Segal (1957, S. 391) beschreibt in der Herleitung ihrer Theorie zur symbolischen Gleichung/Gleichsetzung (»symbolic equation«) einen jungen Mann, der auf die Frage, ob er nicht das Violinspiel wieder aufnehmen wolle, mit der Antwort reagiert, ob denn von ihm erwartet werde, dass er in der Öffentlichkeit masturbiere. Segal schlussfolgert, dass der Patient seine Violine derart konkretistisch mit seinem Penis gleichsetze, sodass deren Gebrauch in der Öffentlichkeit nicht mehr infrage komme. Öffnet man den Blick für den kommunikativen Gehalt, nicht die Barriere, die der Konkretismus in diesem Fall darstellt, könnte es scheinen, dass der Patient in seiner Äußerung durchaus eine wichtige Information kondensiert, die unter dem Blickwinkel des psychotischen Dilemmas (auf der Suche nach dem Objekt der »negativen Halluzination«, vgl. Kapitel 2.3.1) zum Beispiel auf ein Individuationsproblem und die Frage nach der eigenen Intentionalität verweisen könnte.

Auch in der akuten Psychose, in einer wahnhaften Behauptung, werden möglicherweise die Metaphern über das Selbst oder die Welt plötzlich konkret, die bereits zuvor als wichtige Annahmen besondere Aufmerksamkeit und metaphorische Aufbereitung erfahren haben. Aus einem »Ich fühle mich wie vom Teufel besessen« wird ein »Ich bin vom Teufel besessen« (Rhodes & Jakes, 2004, S. 6).

> Eine Patientin, die ihr Kind zur Adoption freigegeben hatte, verbringt viel Zeit vor dem Spiegel, um ihr Aussehen zu überprüfen. Die Nachbarn würden über sie reden: »Grausam!« Sehe sie denn »grausam« aus? Im Gegenteil!

Die Metapher kann aber auch eine Quelle imaginären Trostes sein (Rhodes & Jakes, 2004), denn eine wichtige Aussage über das Selbst wird in verschlüsselter Form bewahrt (Mishara, 2007).

> Ein anderer Patient hatte in der Kindheit oft für die vom Vater misshandelte Mutter sorgen müssen. Zudem sei er wegen seiner Sommersprossen in der Schule oft gehänselt worden. Er entwickelt einen Wahn, bei dem er als selbsternannter »Agent Summer« durch die Stadt zieht, um Missbrauch von Frauen und Kindern zu verhindern. Er behauptet, er sei von besonderer Durchsetzungskraft, wie alle »Summers«.

In beiden Fallbeispielen kann der Therapeut die innere Not der Patientinnen kognitiv-empathisch nachvollziehen und »bewahren«, auch wenn beide emotional (noch) kein Leid erleben und vermitteln können. Ein solcher, veränderter (autonymer, selbstbezogener) Gebrauch von Metaphern, Verdichtungen und Neologismen ist spezifisch für Menschen mit Psychosen und fällt häufig dann auf, wenn es um existenzielle Themen geht (Ribolsi et al., 2015). In der Therapie können solche Äußerungen – ebenso wie Träume und Kunstwerke – das Zwischenreich der »sekundär-symbolischen« Mentalisierungsprozesse (Luquet, 1987) öffnen. Manchmal liegt die Versuchung nahe, eine sprachliche Figur oder einen Traum zu interpretieren und dem Patienten eine solcherart vermutete Bedeutung anheimzustellen. Dies kann aber nur gelingen, wenn das Dilemma gelindert und die Fähigkeit zur Metarepräsentation wiederhergestellt sind, und wäre daher späteren Therapiephasen vorbehalten (siehe Kapitel 6.6). Der Therapeut wird sich zunächst auf die Bedeutungszuschreibungen des Patienten beschränken und die Entwicklung der Symbolisierungs- bzw. Mentalisierungsfunktion sehr vorsichtig testen. Die neugierige Anregung des Therapeuten zur gemeinsamen Suche nach Bedeutung ist Bestandteil aller Behandlungsphasen.

Darüber hinaus gibt es, analog zu Patienten mit nicht-psychotischen Erkrankungen und weitaus häufiger als den veränderten Gebrauch von Metaphern und Metonymien, Situationen, die auf einen konkret-teleologischen Verarbeitungsmodus hinweisen. Die Beschreibung von Handlungen mag sich auf beobachtbare »physikalische« Details beschränken, Hypothesen zu deren Verursachung beziehen mentale oder intentionale Aspekte nicht mit ein. Häufig zeigen sich größere Schwierigkeiten in der Reflexion fremder mentaler Zustände als eigener Gedanken und Gefühle (Bouchard et al., 2008). Bateman und Fonagy (2015) setzen im Übrigen »konkretistisches Verstehen« mit dem Äquivalenzmodus des Mentalisierens gleich. Dies mag für Patienten mit Persönlichkeitsstörungen zutreffen (»Du liebst mich nicht, denn Du hast mich nicht angerufen«) (ebd., S. 88), beschreibt aber nicht das Wesen des psychotischen Konkretismus (vgl. Kapitel 6.4.5).

> Ein Patient berichtet etwas umständlich, was sein Chef bei einem Streit gesagt und getan hat. Er beschreibt die Situation mit vielen sachlichen Details und zitiert wörtliche Rede. Der Therapeut nimmt ein Leeregefühl und Lähmung in sich wahr. Er unterbricht dann die Schilderung, um nach den vermuteten (psychischen) Gründen für das Verhalten des Chefs zu fragen. Der Patient ist daraufhin zunächst ratlos. Der Therapeut hilft nun durch »neugieriges« Fragen, den Gedanken und Gefühlen beider Parteien und deren Wechselwirkung auf die Spur zu kommen.

Die Unfähigkeit, fremde mentale Zustände zu erfassen, zeigt sich bei psychotischen Patienten auch im pragmatischen Sprachgebrauch, welcher einen permanenten Abgleich mit dem Gegenüber, die Einhaltung kommunikativer Regeln und die Einbeziehung von Kontext erfordert (Grice, 1975; Hardy-Baylé et al., 1994). So kann zum Beispiel die Kommunikation erschwert sein, wenn einer der Teilnehmer zu viele irrelevante Details vermittelt bzw. nicht berücksichtigt, über welche Informationen der Gesprächspartner bereits verfügt oder nicht, oder wenn Störungen der Bezugnahme (z. B. bei der Verwendung von Personalpronomen) oder der dialogischen Kohärenz auftreten (z. B. folgt normalerweise auf eine Frage eine Antwort, man kreist um das gleiche Thema, auf eine Verabschiedung folgt eine Verabschiedung etc.). Manchmal kann in einer solchen Situation die Beachtung der Gegenübertragung helfen, eine Hypothese darüber zu generieren, warum momentan pragmatische Regeln der Kommunikation verletzt bzw. der mentale Zustand des Gesprächspartners ignoriert werden. Gleichzeitig kann der Therapeut durch Verlangsamen und Nachfragen erneut als Partner im Dialog in Erscheinung treten.

6.5 Gelebte Interpersonalität: Lockerung und Transformation des Dilemmas durch Etablierung der primären Repräsentation

Im Kapitel 6.2 ging es um die Vermeidung einer dauerhaften Etablierung polarisierender und das Dilemma reaktualisierender Beziehungsmuster und um die Herstellung eines Raums, in dem Entwicklungen und Neuerfahrungen möglich werden können. Der Therapeut muss dazu in der Lage sein, sich in die Problematik des Patienten hineinziehen zu lassen – er kann dies aber nur konstruktiv nutzen, wenn es ihm gelingt, auch wieder eine exzentrische Position (Körner, 2000) einzunehmen, sein Verhalten und seine Gefühle wahrzunehmen und zu verstehen. Dadurch entstehen die Bedingungen dafür, dass Techniken erfolgreich angewendet werden können, die das Dilemma lockern, abmildern und transformieren. Dies wird nicht durch die Vermittlung von Einsicht erreicht, sondern durch eine Erfahrung in Echtzeit innerhalb der therapeutischen Beziehung. Es entsteht dadurch eine Konfigurierung und Regulierung des interpersonellen Feldes, im Sinne des Aufbaus einer Kompetenz, die darin besteht, Identität und Beziehung, selbstbezogene und objektbezogene Tendenzen sowie intrapsychische Antagonismen zu verbinden und gleichzeitig unterscheiden zu können. In Benedettis Terminologie geht es um die Aufhebung der Spaltung zwischen separatem und symbiotischem Selbst. Diese erlebte Interpersonalität kann dann im Verlauf der weiteren Therapie durch eine im Kontext der Biografie verstandene Interpersonalität, das heißt durch die einsichtsorientierte Bearbeitung der therapeutischen Beziehung und der Vorgeschichte ergänzt und gefestigt werden.

6.5.1 Embodiment und Resonanz

Der Begriff des »Embodiment« wird in unterschiedlichen Kontexten verwendet, sei es bei der Beschreibung impliziter/prozeduraler Gedächtnisinhalte, im Hinblick auf automatische Resonanzprozesse für intentionale Handlungen oder Gefühle auf Grundlage gemeinsamer (neuronaler) Repräsentationen für Wahrnehmung und Handlung oder als substratnahe Basis für sozialkognitive Prozesse (Gallese, 2007). Darüber hinaus mag eine leiblich verankerte, gegenseitige Synchronizität, das »rhythmische Attunement« zwischen Patient und Therapeut, mit der Qualität der therapeutischen Beziehung und dem Erfolg einer Psychotherapie zusammenhängen (Ramseyer & Tschacher, 2014; Seikkula et al., 2015). Möchte man schizophrene Psychosen als Störungen des »Embodiment« ansehen (Stanghellini, 2009), so müssen in der Therapie allerdings verschiedene Ebenen berücksichtigt werden, die sowohl die Verkörperungsformen des Selbst als auch die der Intersubjektivität einbeziehen: Die Schwäche des präreflexiven, leiblich verankerten basalen Selbstgewahrseins kann zu einer Selbstentfremdung im Sinne eines »entseelten« Körpers oder einer »entkörperten« Psyche führen. Der Verlust der Verbindung zwischen leiblicher und psychischer Erfahrung ist besonders häufig bei beginnenden Psychosen zu beobachten. Der lebendige Körper wird zu einem Funktionsort, in welchem Gefühle, Wahrnehmungen und Handlungen stattfinden, als handele es sich um die Außenwelt (Stanghellini & Fusar-Poli, 2012)

> Eine Patientin hat kleine Pigmentveränderungen an ihren Händen entdeckt, die sie als unnormal, von außen »gemacht« und bedrohlich empfindet. Ostentativ dominiert sie jedes Gespräch damit und macht der Therapeutin den Vorwurf, sie würde ja nicht weiterwissen, die Behandlung sei völlig umsonst. In der Gegenübertragung machen sich Schuldgefühle, aber auch Ungeduld und dann eine gewisse Resignation breit. Es wird aber auch deutlich, wie einsam und unverstanden sich die Patientin mit ihrem Anliegen fühlt. Die Therapeutin hält ihre Empathie aufrecht und versucht, durch Fragen den Themenkreis zu erweitern, den Kontext dieses Erlebens kennenzulernen. Schließlich äußert die Patientin die Sorge, niemals einen Partner und niemals Kinder zu haben. Nach und nach können die Pig-

mentveränderungen nun zu »Altersflecken« werden, Trauer und Ängste vor Alter und Einsamkeit werden erlebbar und benennbar.

Das Beispiel soll verdeutlichen, dass es manchmal lange dauern kann, bis Gefühle, die zunächst nur »verkörpert« bzw. als Körpersymptom »objektifiziert« zutage treten, erlebt und mentalisiert werden können.

Ein Patient hatte in einer akuten Episode einer katatonen Schizophrenie ausgeprägte motorische Stereotypien mit leiblichem Beeinflussungserleben entwickelt. Jeweils im Vorfeld sich anbahnender Erregungszustände hatte er dranghaft Liegestütze machen müssen, um sich seines körperlichen Selbst, seiner Ich-Aktivität zu vergewissern, ohne dass dies den nachfolgenden Kontrollverlust hätte verhindern können. In der Therapie reflektiert der Patient die einschneidende Erfahrung, dass sein Körper gemacht habe, »was er will«. Im Erregungszustand war der Körper für den Patienten »Nicht-Ich«. Auch der Therapeut empfindet Angst und Ohnmacht angesichts der von beiden erinnerten Unkontrollierbarkeit, weiß aber, wie wichtig nun die Erfahrung eines (psychisch) standhaltenden Gegenübers für den Patienten sein kann, um sich selbst wieder mehr als Urheber erleben zu können. Gleichzeitig suchen beide gemeinsam nach Möglichkeiten, wie der Patient wieder mehr in seinem Körper »ankommen« kann. Der Patient entscheidet sich, sein Krafttraining wieder aufzunehmen.

Rein »einsichtsorientierte« oder kognitive Therapieverfahren haben bislang nur wenige Ansätze entwickelt, um mit Störungen der leib-seelischen Integration bei Patienten mit schizophrenen Psychosen umzugehen. Auf die gute Wirksamkeit körperorientierter Therapieverfahren kann hier nur am Rande hingewiesen werden (Scharfetter & Benedetti, 1978; Priebe et al., 2013), da diese gegenwärtig nicht in den Rahmen des modifizierten psychodynamischen Ansatzes integriert werden können.

Eine weitere Ebene des »Embodiment« umfasst verkörperte Selbst-Objekt-Beziehungen und Intersubjektivität. Von verinnerlichten Beziehungserfahrungen[9] war bereits die Rede.

Eine Patientin, die sich in ihrer Wohnung und auf der Straße permanent bedroht fühlt, lässt sich bei der Therapeutin in den Sessel fallen und sagt: »Ein Glück – in diesem Zimmer kann ich entspannen!« Die Therapeutin spürt,

9 Vgl. »RIGs«: »representations of interactions that have been generalized« (Stern, 2010) und »inner working model« (Bowlby, 1973).

> dass diese Äußerung nicht als bloßes Wahnphänomen oder als Aktualisierung einer dilemmatischen Beziehungskonstellation, zum Beispiel mit einer zu großen Passivität der Patientin, einzuschätzen ist, sondern als Zeichen für eine gute Arbeitsbeziehung. Die Patientin hat die Erfahrung verinnerlicht, dass sie sich im geteilten Raum der Therapie sicher fühlen kann.

Verkörperte Intersubjektivität (»Zwischenleiblichkeit«) ist einer der Schlüssel zum Verstehen mentaler Zustände (Gallese, 2003; Fuchs & Koch, 2014). Auch ohne explizites Reflektieren erschließt sich uns der Gehalt vieler alltäglicher Situationen – ein freundliches Gesicht und ein nach schräg unten weisender Arm können zum Beispiel die Bitte, Platz zu nehmen, ausdrücken, ohne dass es weiterer Überlegungen bedarf. Bei Patienten mit Schizophrenie ist das automatische Verständnis von Mimik und sozialen Hinweisreizen unter Umständen eingeschränkt. Gleichzeitig kann der mimische Ausdruck von Gefühlen bei Patienten mit Psychosen bei gleich erlebter Intensität vermindert oder verändert sein (Kring & Elis, 2012).

> Ein Patient berichtet in der Therapiestunde, dass er sich ein Kätzchen aus dem Tierheim geholt habe. Therapeut drückt nonverbal spontan freudige Überraschung aus. Der Patient reagiert irritiert: »Warum reißen Sie jetzt die Augen so auf? Haben Sie Angst?« Der Therapeut erklärt, dass er überrascht sei, sich aber freue und gar nicht ängstige. Der Therapeut muss in diesem Fall seine mimisch ausgedrückten Emotionen verbal klarifizieren. Der Patient hingegen drückt zunächst keine Gefühle aus. Auf Nachfrage schildert er, welche Freude die Katze ihm schon in den ersten Tagen bereitet habe und begleitet seine Rede mit einem Lächeln.

Im Laufe einer Interaktion kommt es normalerweise zu einer gewissen Synchronisierung von Mimik, Gestik, Körperhaltung, Prosodie und Vegetativum, während die rhythmische Abfolge von Äußerungen und Reaktionen den Dialog am Laufen hält (Chartrand & Lakin, 2013; Buchholz, 2014). Eine adäquate Synchronizität kann positive Gefühle, zum Beispiel Verbundensein, Rapport und Sympathie, induzieren[10] (Stel & Vonk, 2010; Chartrand & Lakin, 2013; Tschacher et al., 2014). Die interpersonelle Angleichung somatosensorischer neuraler Repräsentationen

10 Es soll an dieser Stelle nicht unerwähnt bleiben, dass solche Resonanzprozesse im Dienste der Schaffung einer gemeinsamen sozialen Realität auch Urteilsverzerrungen (Foroni & Semin, 2011), Schwierigkeiten beim Erkennen von Lüge und Betrug (Stel et al., 2009) oder Einengung und Abnahme divergenten Denkens (Chartrand & Lakin, 2013) nach sich ziehen können.

für körperliche oder emotionale Zustände stellt zudem einen schnellen und effektiven Zugang zum Erleben anderer dar (Preston & de Waal, 2002; Lamm et al., 2011). Patienten mit Psychosen zeigen oft eine Verminderung der affektiven und motorischen Resonanz (Falkenberg et al., 2008; Haker & Rössler, 2009; Varcin et al., 2010), ihrer Fähigkeit zur Imitation (Park et al., 2008) bzw. der im Dialog mit anderen beobachtbaren unwillkürlichen Synchronizität (Kupper et al., 2015). Nonverbale Kommunikation kann in Abhängigkeit von der Symptomatik reduziert oder inadäquat/»desintegriert« sein (Heimann & Spoerri, 1957; Lavelle et al., 2013).

> Eine akut psychotische Patientin möchte ein Lächeln erwidern. Ganz kontrolliert, wie testweise, verzieht sie ihren Mund und zeigt ihre Zähne. Das Gegenüber erkennt zwar die freundliche Absicht, reagiert aber körperlich mit einer Gänsehaut.

Die entwicklungspsychologische wie auch die psychoanalytische Perspektive legen die Nutzung von motorischen und emotionalen Resonanzprozessen insbesondere dann nahe, wenn Gefühle nur präsymbolisch erfahrbar werden (Stern et al., 1998; Tronick, 2007; Buchholz, 2013). Explizite Strategien, zum Beispiel zur Kompensation sozialkognitiver Einschränkungen, stellen hohe Anforderungen an kognitive Ressourcen dar (Koehne et al., 2016) und verbessern nicht unbedingt das intuitive Verständnis des Selbst und alltäglicher Interaktionen (Skodlar et al., 2013). Die modifizierte psychodynamische Psychosenpsychotherapie versucht daher, auf dem »impliziten« Weg der gelebten zwischenmenschlichen Erfahrung die Verbindung zwischen emotionalem Erleben, dessen Ausdruck und Kontext wiederherzustellen. Dabei stellen motorische, vegetative, emotionale und kognitive Aspekte jeweils eine Einheit dar, welche sowohl wahrgenommen als auch ausgedrückt, die in der Interaktion neu verknüpft und mit Bedeutung versehen werden muss. Implizite, verkörperte Erfahrung wird nicht ersetzt durch explizite, verbalisierbare Erkenntnis, sondern mit dieser quasi bidirektional verbunden – und auch hier ergibt sich eine Parallele zu Freud: die Re-Etablierung der Sachvorstellung und ihre lebendige Verbindung mit der Wortvorstellung.

Das Erleben von Resonanz ist somit eines der frühesten Therapieziele. Was bei anderen Patientengruppen von Beginn an vorhanden und intuitiv nutzbar ist, muss bei psychotischen Menschen vorsichtig gesucht und gefördert werden. Dazu ist das sitzende Setting wichtig. Der Therapeut wird nonverbalen Reaktionen besondere Beachtung schenken und versuchen, körperliche bzw. mimische Resonanzerfahrungen und den (adäquaten) Ausdruck von Affekten zu verstärken. Dieser basale, interpersonelle Prozess auf Affektebene kann als Modellerfahrung dienen und die Basis für die spätere Differenzierung und Interpretation emotionaler mentaler Zustände darstellen. Es muss aber betont werden, dass es nicht um ein mechanisches Mimikry geht, welches die Ich-Grenzen des Patienten verunsichern könnte, oder um ein »Üben« emotionaler Ausdrücke, sondern um ein therapeutisch bewusst eingesetztes Herantasten an den optimalen Grad wechselseitiger Spiegelung. Eine derart »intime« Kommunikation, und sei es nur ein Blick in die Augen, kann für viele Patienten zunächst auch eine Bedrohung bedeuten. Jegliche Intrusivität, wie auch empathische »Übererregung«, insbesondere angesichts negativer Emotionen, sollten vermieden werden, da sie die Mentalisierungsfähigkeit vermindern und das Erleben von Distress induzieren kann. Dies gilt ebenso für den Therapeuten, welcher die Gegenübertragung im Blick hat und dem Patienten gegebenenfalls verdeutlicht, dass er in der Lage ist, die vom Patienten induzierten (kongruenten oder komplementären) Emotionen zu regulieren.

> Ein akut psychotischer Patient weiß sich vom »Reichsadler« besessen, den er auf seinem Rücken lokalisiert. Er wirft Essen hinter sich, um den Adler zu füttern. In einer Situation erscheint er den Behandlern hoch aggressiv und angespannt. Die Angst, die der Patient bei anderen auslöst, wird vom Therapeuten in etwas betonter (»markierter«) Weise mimisch, gestisch und verbal ausgedrückt, woraufhin es dem Patienten gelingt, seinen Zorn etwas zu zügeln. Am nächsten Tag erscheint der Patient hingegen vorsichtig und mild; er berichtet, dass sich jetzt ein »Jungtier« auf seinem Rücken befände. Es habe »die Augen noch geschlossen«. In dieser Situation entsteht Blickkontakt zwischen dem Patienten und dem Therapeuten – beide strahlen, und es wird möglich, ein zärtliches Gefühl zu teilen. Diesmal kommt es zu einer direkten, »unmarkierten« mimischen und emotionalen Resonanz. Zu einer solchen Behutsamkeit im Umgang miteinander kann immer wieder zurückgekehrt werden.

Im Therapieverlauf wird das Alternieren zwischen Momenten der Resonanz und Brüchen einer erwarteten Synchronizität zunehmend wichtiger – Selbst und Anderer sind getrennt, und doch im gemeinsamen Projekt der Therapie verbunden. Brüche in der Synchronizität öffnen die Möglichkeit von Neuerfahrungen.

6.5.2 Stellvertretende Äußerung von Affekten/Gefühlen

Bei dieser Technik werden Antagonismen abgemildert. Der Therapeut übernimmt stellvertretend den dem Patienten nicht zugänglichen (nicht erlebbaren) Affekt.

Ein Patient sieht seine Psychose als mystische Erfahrung. Er sei dadurch mittlerweile auf einer übermenschlichen Stufe angekommen und werde in keiner Weise mehr von Emotionen wie Hass, Ärger oder Eifersucht berührt. Der Patient berichtet in einer Sitzung, dass in der Behörde, in der er arbeite, ein Kollege, der aber viel schlechter arbeite als er, eine Beförderung bekommen habe, während man ihn völlig übergangen habe, obwohl man sie ihm vor einiger Zeit angekündigt habe. Der Patient betont, dass ihn das natürlich in keinster Weise berühre, und verliert sich in wilden metaphysischen Spekulationen, wobei er den Kontakt zur Realität zu verlieren scheint. Der Therapeut macht sich Sorgen. Er kennt die Verletzlichkeit des Patienten und muss zuerst einmal hilflos zusehen, wie er dadurch, dass er offensichtlich seine Enttäuschung über die Zurücksetzung im Beruf nicht verarbeiten kann, zu dekompensieren droht. Der Therapeut reagiert schließlich dadurch, dass er mit affektiver Beteiligung sagt: »Mir würde das richtig wehtun, wenn ich so etwas erleben würde und ich finde das einfach ungerecht.« Die Situation entspannt sich darauf etwas und in der Folgezeit überlegen Therapeut und Patient gemeinsam, warum eine solche Entscheidung erfolgen konnte. Dabei gelingt es dem Patient in einem gewissen Ausmaß sich seiner schmerzlichen Enttäuschung anzunähern und sie zu erleben.

In diesem Beispiel eines intrapsychischen Dilemmas übernimmt der Therapeut die vom Patienten verworfenen (durch »negative Halluzination« gelöschten) Affekte der Enttäuschung und Wut und drückt diese stellvertretend für die Patientin aus. In der Folge kann der Patient die vorher unerträglichen und die Ich-Organisation bedrohenden Affekte etwas besser bewältigen. Ein kleiner Schritt ist getan, um die einseitigen und überhöhten Ideale zu relativieren und die Fähigkeit zu erwerben, den Idealen widersprechende Tatsachen psychisch zu repräsentieren.

Ein Patient berichtet teilnahmslos und ohne Affekt davon, wie er, als er wegen eines Unfalls mit gebrochenem Arm und Bein im Krankenhaus lag, Besuch von dem Unfallverursacher erhielt, der grob fahrlässig gehandelt hatte. Er schildert ein belangloses Gespräch, man habe sich unterhalten, er habe eine Zeitschrift mitgebracht, es wäre nett gewesen, über den Unfall habe man nicht mehr gesprochen. Der Therapeut weiß aus vielen Begebenheiten, dass der Patient unfähig ist, sich als jemanden zu positionieren, dem es zusteht empört zu sein und jemanden einen Vorwurf zu machen. Er reagiert mit einer empörten Reaktion und fragt den Patienten, ob er denke, diese Reaktion sei übertrieben.

Der Therapeut sorgt also dafür, dass der für den Patienten nicht realisierbare Affekt zumindest in der Realität auftaucht und hofft, dass der Patient im Spiegel des Therapeuten, und sei es auch nur in der Verneinung der Reaktion des Therapeuten, einen ersten Zugang dazu finden kann.

6.5.3 Methoden zur Abmilderung des Dilemmas durch Konfigurierung und Regulierung des interpersonellen Feldes

6.5.3.1 Fragen, die der Therapeut an den Patienten richtet

Dabei geht es darum, eine Abstimmung über die Art und Weise, wie der Therapeut sich gegenüber dem Patienten verhält, zu erzielen. Das Gelingen des Vorgangs des Abstimmens ist fast wichtiger als das jeweilige Ergebnis.

> Ein Patient wirkt am Anfang der Therapie enorm verletzlich und ist bereits durch harmlose Bemerkungen erschüttert und verunsichert. In einer solchen Situation fragt der Therapeut vorsichtig: »Ist das okay, wenn ich da jetzt weiter dran bleibe?« Der Patient ermuntert den Therapeuten: »Ja, ja, machen Sie ruhig weiter.« Der Therapeut bedankt sich für die Rückmeldung.

Der Therapeut platziert sich hier als ein Gegenüber, der vom anderen wissen möchte, wie er auf ihn wirkt. Gelingt die Kommunikation, ist etwas wie eine neutrale Zone entstanden, in der es gelingt, sich ohne bedrohliche Ängste über die Ich-Du-Grenze und darüber, welche Form des interpersonellen Austauschs günstig und angenehm ist, zu verständigen und abzustimmen. Das ist ein Schritt, der dazu führt, dass die therapeutische Beziehung zu einem Ort wird, in dem das Dilemma abgemildert ist. Ähnliche Fragen könnten lauten: »Rede ich zu viel? Rede ich zu wenig? War die Stunde für Sie okay? Habe ich Sie gestresst?« Dieses Vorgehen bleibt in gewisser Weise an der Oberfläche, aber es ist dabei behilflich, die durch das Dilemma erschwerte oder unmögliche interpersonelle Ebene wieder zu etablieren.

6.5.3.2 Vorangehen »moving along«, »Jetzt-Moment«, »Begegnungsmoment«

Stern (2005) hat einen Vorgang der impliziten Beziehungsregulierung beschrieben. Patient und Therapeut gehen in dem dialogischen Gespräch, das die Therapie ausmacht, gemeinsam voran (»moving along«). Dabei kommt es zu »Jetzt-Momenten«, das sind unerwartete Situationen, die plötzlich auftauchen: »Der Jetzt-

Moment […] ist aufgeladen mit Gegenwärtigkeit und mit der Notwendigkeit zu handeln« (Stern, 2005, S. 159). Die Lösung geschieht in einem »Begegnungsmoment«, indem die beiden Parteien zu einer intersubjektiven Begegnung finden. Stern misst diesen Begegnungsmomenten eine wichtige Funktion für Fortschritte im therapeutischen Prozess zu. Bezogen auf schizophrene Patienten geht es – als Ergänzung zu Sterns Konzept der Regulierung des interpersonellen Feldes – ganz wesentlich auch um die Konfiguration des interpersonellen Feldes. Das Dilemma, in dem es keinen interpersonellen Austausch gibt, wird in eine Gestalt transformiert, in der es ein Ich und einen Anderen, positive Nähe und positive Distanz und die Möglichkeit der Interaktion gibt, ohne dass existenzielle Ängste auftauchen.

> Ein Patient hat auf dem AB eine unklare düstere Botschaft hinterlassen. Er spricht unklar von einer bedrohlichen Situation, macht Andeutungen, ohne klar eine Bitte um Rückruf auszusprechen. Der Therapeut hat ein seltsames Gefühl, soll er darauf reagieren, dass keine direkte Bitte erfolgte und nichts tun, oder soll er den Anruf als eine indirekte Bitte um Hilfe und Unterstützung auffassen und zurückrufen. Er ruft schließlich zurück und erfährt, dass alles eigentlich soweit okay ist. Der Therapeut sagt darauf, dass er nicht sicher gewesen sei, ob sein Anruf überhaupt erwünscht gewesen wäre. Jedenfalls habe er irgendwie raten müssen, was das beste Vorgehen wäre. Der Patient erwidert mit einem leichten Anflug von Ironie: »Das ist meine schizoaffektive Veranlagung.«

In diesem Beispiel wird das Vorangehen in der Therapie durch die unerwartete Nachricht des Patienten unterbrochen. Es entsteht eine Situation, in der plötzlich die Frage auftaucht, ob Handeln (der Rückruf) erforderlich sei. Ein Jetzt-Moment taucht auf. Der Therapeut reagiert und erfährt, dass alles soweit in Ordnung ist, spricht aber dann das unklare Verhalten des Patienten an. Dieser bestätigt mit einer ironischen Bemerkung. Was ist passiert? Das Dilemma, die undefinierte Beziehung (Verwicklung und Kollusion) zwischen Therapeut und Patient wurde durch das Ansprechen zu einer Beziehung, in der zwei Partner sich als Gegenüber positionieren und austauschen. In diesem Begegnungsmoment ist ein kleiner Schritt zur Überwindung des Dilemmas enthalten. Eine dilemmatische Verwicklung veränderte sich zur Kommunikation zweier getrennter und dennoch verbundener Interaktionspartner. Es entstand ein positives Erleben von Trennung und Differenzierung.

> Ein Patient will alles alleine machen, er kann rein gar nichts vom Therapeuten annehmen, er beharrt auf seiner distanzierte Position. Keinerlei

> Gemeinsamkeit oder Zusammenarbeit scheint möglich. Eines Tages kommt der Patient, so denkt zumindest der Therapeut, zu spät. Als er nachfragt, ob es Schwierigkeiten mit den öffentlichen Verkehrsmitteln, mit denen der Patient üblicherweise kommt, gegeben habe, antwortet dieser: »Ich bin gar nicht zu spät, nach meiner Uhr bin ich pünktlich.« Es entsteht für kurze Zeit eine Atmosphäre der Unsicherheit (Jetzt-Moment). »Vielleicht ist es so und meine Uhr geht nicht richtig«, sagt der Therapeut. »Oder aber meine«, antwortet der Patient. In der Folge versuchen beide in einer gemeinsamen Überlegung herauszufinden, welche Uhrzeit es jetzt wirklich ist Es entsteht dabei ein Gefühl von Verbundenheit und einer Zusammenarbeit (Begegnungsmoment).

In diesem Beispiel wurde durch die gemeinsame Suche nach der korrekten Uhrzeit das Dilemma, das sich im Rückzug und der Unzugänglichkeit des Patienten gezeigt hatte, abgemildert. Es entstand eine Atmosphäre der Verbundenheit, in der eine Erfahrung in Echtzeit geteilt werden konnte. Ein kleiner Schritt zur Abmilderung des Dilemmas durch eine Erfahrung von positiver Nähe und Bezogenheit wurde möglich.

6.5.3.3 Handlungsdialoge

Wollenweber (2012, S. 55) weist darauf hin, dass »in der analytischen Psychosentherapie die verbale Ebene lange Zeit oft nur vom Therapeuten erreichbar ist«. Der Therapeut muss für sich selbst die Situation verstehen und seine Einsicht in »eine antwortende Handlung« transformieren, die durch Worte oder eben durch Handlungen zum Ausdruck kommen könne. Der Therapeut handelt gemäß einer Hypothese, die er sich über die Situation macht, die innerhalb der therapeutischen Beziehung vorliegt. Ein ähnliches Konzept hat auch Racamier (1979, S. 234) vorgeschlagen. Er sieht bei psychotischen Patienten manchmal eine »sprechende Aktion« (»actionparlante«) angebracht.

> Ein Patient, der eine Beziehung als hochgradig bedrohlich empfindet, hat nach einigen sporadischen Sitzungen der Aufnahme einer Therapie zugestimmt. In der ersten Stunde der neu vereinbarten Therapie, die wöchentlich stattfinden soll, erscheint er mit einem Stapel von Prospekten über Australien. Er plane seine alsbaldige Auswanderung. Der Therapeut vermutet, dass es um die Angst gehe, durch die Vereinbarung der Therapie jetzt seinen Freiraum und letztlich seine Identität zu verlieren. Der Patient ist nicht geflüchtet, sondern hat das Problem in die Therapie gebracht.

> Der Therapeut reagiert interessiert und nicht ablehnend, spricht aber im weiteren Verlauf, ohne den Patienten mit einem Widerspruch (Beginn der Therapie vs. Auswanderung) zu konfrontieren, auch die Therapie an und fragt ihn, ob man vielleicht noch einmal die Stundenfrequenz gemeinsam überlegen solle.

Hier dient der Handlungsdialog dazu, in das Dilemma des Patienten zwischen objektbezogenen Tendenzen (Therapie) und selbstbezogenen Tendenzen (Auswanderung) eine konstruktive Verbindung zu schaffen und dem Patienten zu vermitteln, dass er der Situation nicht völlig ausgeliefert ist, sondern aktiv etwas daran ändern kann.

6.5.3.4 Ermöglichung von Modellerfahrungen

Es lässt sich sicherlich sagen, dass es sich bei den Beispielen, die bisher in diesem Kapitel angeführt wurden, um Modellerfahrungen handelt. Die therapeutische Beziehung wurde zu einem Ort, in dem ein interpersoneller Austausch gestärkt oder ermöglicht wurde. Insofern fungierte die therapeutische Situation als ein Modell der Abmilderung des Dilemmas. Der Patient hat, geht alles gut, erlebt, dass objekt- und subjektbezogene Tendenzen, Nähe und Distanz, Autonomie und Abhängigkeit in einer Beziehung und in einem psychischen Innenraum auf eine produktive Weise vermittelt werden können. Nun ist ein Dilemma aber kein abstraktes Schema, sondern es hat eine Vorgeschichte von ungünstig verlaufenden Interaktionen. Im Verlauf einer Therapie wird es schließlich meist recht deutlich, inwieweit das Dilemma des Patienten eine missglückte Interaktion aus der Vorgeschichte wiederholt und reaktualisiert. Jetzt besteht die Chance, dass es in der Therapie zu einer Unterbrechung des Wiederholungszwangs kommt, indem es gelingt, eine zentrale Problematik modellhaft abzumildern und zu transformieren. Dies soll im Folgenden anhand eines Beispiels ausführlicher beschrieben werden. Es betrifft einen Patienten, der die Beziehung zu seinem Vater nie als etwas erlebte, das ihm Grenze, Unterstützung, Hilfe und Orientierung bot, sondern als eine die Identität bedrohende Konkurrenz.

> Daraus entwickelte sich ein Dilemma mit den Polen, unantastbar über allem zu stehen, der größte und klügste zu sein oder sich schwach, dumm, klein und bedürftig zu fühlen. Diese Selbstanteile standen sich völlig antagonistisch gegenüber und führten bei den entsprechenden Anlässen zu psychotischen Dekompensationen. Es war offensichtlich, dass sich die Beziehung Patient-Vater in der Beziehung Patient-Therapeut reaktualisierte.

Dieses zentrale Problem zeigte sich auch in der psychotischen Symptomatik. Während der akuten Psychose unterwarf sich der Patient als Sohn *Jesus* dem (seinem) Vater *Gott*. Es entstand eine imaginäre Szene als wahnhafter Ersatz der gescheiterten Repräsentanz einer produktiven intergenerationalen Beziehung.

> Der Patient kommt mit einer unfreundlichen Stimmung zur Therapiestunde, schaut sich verächtlich im Behandlungszimmer um und erklärt dann, dass der Therapeut eben zu den »average people« gehöre, sein Ziel sei es, ihn zu einem solchen Durchschnittsbürger zu machen, wie er selbst einer sei. Das sehe man an allem, schon alleine an seinen Möbeln. Der Therapeut fragt nach, ob es denn außer den Möbeln, die ja nicht neu seien, noch etwas anderes gebe, was ihn zu der Meinung, er werde hier nur angepasst und seiner Einzigartigkeit beraubt, veranlasst habe. Er erfährt, dass dies die Zweifel des Therapeuten betrifft, die er bezüglich einer spontanen Auslandsreise des aus seiner Sicht noch wenig stabilen Patienten geäußert hatte. Der Therapeut fragt den Patienten: »Habe ich da spießig reagiert?« Die Stimmung in der Sitzung entspannt sich. Der Patient überlegt schließlich selbst, ob und wie er die Reise bewältigen könne.

Dieses Beispiel macht deutlich, dass zu einer Abmilderung des Dilemmas gehört: dass zuerst der Therapeut in seiner Gegenübertragung die antagonistischen Tendenzen produktiv integriert und verhindert, dass er selbst polarisiert, indem er entweder auf die Verachtung des Patienten dadurch reagiert, dass er selbst in ein negatives Selbstbild gerät, oder indem er sozusagen zurückschlägt und den Patienten mit seiner Schwäche konfrontiert. Durch diese Bearbeitung und Reflexion der Gegenübertragung ist ein Bereich entstanden, in dem sich entwicklungsfördernde, das Dilemma abmildernde Interaktionen ergeben können. Dabei geht es darum, dass das Dilemma sich entzerrt, indem es wieder in den Bereich der Omnipotenz des Patienten (um Winnicotts Konzept zu verwenden) gerät. Das heiß, es wird in gewisser Weise neu verhandelt, wie es um die Pole Stärke und Schwäche, Stolz und Schande steht, wobei aber der Patient jetzt sozusagen ein Mitspracherecht hat. Er kann dazu beitragen, wie die Sache ausgeht. Zum Beispiel dadurch, dass der Therapeut ihm einmal wirklich recht geben muss oder diese Möglichkeit zumindest ganz ernsthaft offenlässt, oder auch dadurch, dass der Therapeut gelassen damit umgehen kann, einen Fehler gemacht zu haben und dies ohne allzu großen Aufhebens anerkennen kann. Erst diese Erfahrung von Wirksamkeit (Kontingenz), durch die der Patient Wirksamkeit und »Definitionsmacht« erfährt (Lempa, 1995), ermöglicht das Erleben des zugrundeliegenden Dilemmas. Dies bedeutet, dass es repräsentiert und neu konfiguriert wird, wodurch eine psychotische Lösung überflüssig werden kann. Ausschlaggebend ist dabei nicht eine Erkenntnis, ein Verstehen, sondern dass ein Spielraum in einer vorher identitätsbedrohenden Enge entsteht. Dabei muss das Resultat gar nicht eine glatte Lösung sein, es scheint bereits auszureichen, wenn ein Problem überhaupt eine Möglichkeit erhält, in einem dialogischen Prozess aufzutauchen und erlebt zu werden, selbst wenn dies wenig befriedigend oder einige Zeit langeklatant unbefriedigend ist.

> Der gleiche Patient kommt in bedrohlicher und überheblicher Stimmung in die Stunde und verkündet: »Ich habe mich entschlossen, mich umzubringen«. Nach einiger Zeit fährt er generös fort: »Sie haben 50 Minuten Zeit.«

Dieses Beispiel macht nachvollziehbar. welcher große Wert in der analytischen Psychosentherapie auf Begriffe wie »containing« und »holding« gelegt wird. Es ist eine den Therapeuten ängstigende Situation entstanden. Jetzt ist es gar nicht mehr leicht, zu vermeiden, dass man kopflos wird und in Extreme gerät, wie zum Beispiel durch Unterwerfung des Therapeuten durch irgendeine Form von Bitte, der Patient möchte sich doch nichts antun, oder Unterwerfung des Patienten durch eine Drohung der Einweisung oder einen Anruf bei Krisendienst oder Polizei. Dieses Vorgehen würde die Etablierung eines Spielraums ausschließen, das Dilemma Vater-Sohn würde sich eine Runde weiterdrehen.

Hier geht es vor allem zuerst darum, dass der Therapeut noch denken kann. Bion (1982, S. 289) spricht von »thinking under fire«. Damit kann der Therapeut seinen Spielraum sichern, aber was kann er tun? Er kann versuchen, das Dilemma in einem dialogischen Vorgehen zu entzerren. Hierbei können der Tonfall und damit der Affekt wichtiger sein als die konkrete Aussage. In diesem Fall war es nicht allzu schwierig. Der Patient ruderte zurück, als der Therapeut besorgt erklärte, dass er das gerne versuchen wolle, und den Patienten dabei um Unterstützung bat, aber auch andeutete, dass diese Aufgabe ihn an die Grenzen seiner Fähigkeiten als Therapeut bringen könne.

Mit Abstand betrachtet sind solche eher spektakulären und brisanten Erfahrungen nicht allzu häufig, obwohl sie wohl keinem Psychosetherapeuten erspart bleiben. Viel häufiger sind langdauernde Reaktualisierungen von negativen Beziehungen voller Misstrauen oder Feindseligkeit, die oft eine längere und mühsame Auseinandersetzung mit der Gegenübertragung erfordern, bis es möglich wird, eine sichere und freundliche Atmosphäre in der Therapie herzustellen und eine konstruktive Zusammenarbeit zu etablieren. Diese erfolgreiche Arbeit an der eigenen emotionalen Reaktion auf das Beziehungsangebot des Patienten ist vermutlich der wichtigste therapeutische Wirkfaktor. Demgegenüber spielt es eher eine untergeordnete Rolle, ob der Therapeut besonders gescheit ist.

Zwischen einem Therapeuten und einem Patienten bestand eine negative und kollusive Nähe. Sie äußerte sich darin, dass der Patient auf jegliche Berührung im Sinne einer Ansprache und Erwartung seines Standpunkts verletzt und wie aufgeschreckt reagierte und dies auch wenig freundlich äußerte. Der Therapeut wusste, dass er an einer dilemmatischen und nie gelösten Beziehung aus der Vorgeschichte des Patienten arbeitete. Der Patient erlebte den Therapeuten als jemanden, der ihn mit allem, womit er ihn ansprach, kritisierte. Dies erzeugte eine schwelend feindselige und bedrohliche Atmosphäre.

Jetzt ist es eine schwierige, aber notwendige Aufgabe der Handhabung der Gegenübertragung, dass der Therapeut diese Realität nicht verwirft, sondern sich bewusst macht, dass er ganz offensichtlich – und aus seiner Sicht durch völlig harmlose Bemerkungen – den Patienten verletzt und dies ganz neutral und ohne Vorwurf kommuniziert. Es kommt nun darauf an, dass gemeinsam ein Weg gefunden wird, dieses Problem so zu lösen, dass der Patient dabei aktiv und wirksam sein kann. Nur so kann das Dilemma erlebt und erstmals in einen Konflikt getrennter und gleichzeitig verbundener Individuen transformiert werden. In diesem Fall gelang das dadurch, dass mit dem Patienten ein Diskurs möglich wurde, wobei ihm die Wirkmächtigkeit zugestanden wurde, gewisse Interventionen des Therapeuten als für ihn unzumutbar zu definieren, was aber keineswegs bedeutete, dass der Therapeut vor der Realitätsauffassung des Patienten kapitulierte, sondern dass er sie als gültig und unantastbar anerkannte. In gewisser Weise wurden dabei die Ich-Grenzen neu verhandelt, wie es in jeder Kindheit immer wieder geschieht, etwa wenn Kinder es wissen wollen und ausprobieren, was dem anderen wehtut, was ihn freut und was ihn wütend macht.

Als ein wesentliches Moment, um ein Dilemma zu transformieren und es in ein Geschehen zu verwandeln, das erlebt werden kann, haben sich zusammengefasst eine Reflexion der Gegenübertragung und eine Verhandlung der Beziehung zwischen Therapeut und Patient erwiesen, wobei der Patient sich als wirksam erleben kann (Kontingenzerfahrung), ein Mitspracherecht erhält und in seiner Definitionsmacht anerkannt wird. Diese Modellerfahrungen der Überwindung des Dilemmas in der therapeutischen Beziehung müssen sich ergeben, sie lassen sich nicht (wohl aber die Bedingungen dafür) absichtlich herbeiführen. Dadurch ist, geht alles gut, eine neue Konfiguration der Interpersonalität und des psychischen Innenraums entstanden, Patient und Therapeut haben eine »Kommunikationsfrequenz« aufgebaut, sie können sich gemeinsam über ein Drittes austauschen und darüber nachdenken. Im Weiteren wird es darum gehen, wie

Einsichtsprozesse dabei hilfreich sind, diese positive Entwicklung, durch die ein Dilemma in einen Konflikt verwandelt wird, zu konsolidieren und die mit dem Dilemma verbundene problematische interpersonelle Erfahrung zu verstehen und in den Kontext der Biografie zu stellen.

Bezogen auf ein einsichtsorientiertes Vorgehen bei der Schizophrenie ist nach wie vor auch bei Professionellen ein Vorurteil im Umlauf. Die nicht selten geäußerten Bedenken, durch Aufdeckung des Unbewussten könne man eine Psychose auslösen und den Patienten aufwühlen, sind aber sicherlich übertrieben. Die Patienten hören einfach weg und der Patient macht keine Fortschritte, wenn auf der Ebene der sekundären Repräsentanz gearbeitet wird, ohne dass die primären Repräsentanzen überhaupt etabliert sind. Krisen können eher dadurch ausgelöst werden, dass die Regulation von Nähe und Distanz, von selbst- und objektbezogenen Tendenzen nachhaltig missglückt ist und es so zu einer Polarisierung und Verschärfung des Dilemmas kommt.

6.6 Verstandene Interpersonalität: Etablierung der sekundären Repräsentanz durch verbale und einsichtsorientierte Methoden

Die in diesem Manual dargestellte Abfolge von primärer zu sekundärer Repräsentanz ist idealtypisch. Die Möglichkeit, einsichtsorientiert zu arbeiten ist oft nicht ein für alle Mal gegeben, weshalb sich die konkrete Behandlungspraxis oft als ein Hin und Her zwischen den Ebenen gestaltet. Im Einzelnen lassen sich die folgenden behandlungstechnischen Werkzeuge unterscheiden.

6.6.1 Klärung

Klärungen sind in der psychodynamischen Therapie der Schizophrenie von großer Bedeutung. Durch Klärungen wird ein geteilter Erfahrungsraum geschaffen. Das bedeutet nicht, dass der Patient sich bedingungslos dem Common Sense unterwirft, sondern dass Patient und Therapeut sich quasi in einer Konvergenzbewegung annähern, und dabei hinsichtlich der Bedeutungen von Worten und Wendungen (insbesondere Neologismen, privaten Metaphern und Bildern) wie auch inneren Zuständen, Überzeugungen und Situationen übereinkommen.

> Ein Patient sagt: »Meine Eltern lehnen mich ab.« Der Therapeut antwortet: »Können Sie mir das genauer erklären.« »Das war schon immer so«,

sagt der Patient. Der Therapeut bleibt hartnäckig: »Ich kann mir das so schwer vorstellen, hätten Sie nicht ein ganz konkretes Beispiel?« Schließlich schildert der Patient eine konkrete Szene.

In diesem Fall geht es um die Klärung was der Patient unter Ablehnung seiner Eltern versteht. Der Therapeut will wissen, wie der Patient zu der Überzeugung kommt. Nicht selten ergibt sich, wenn man so vorgeht, dass der Patient etwas falsch versteht, überinterpretiert oder seinen Anteil am Verhalten der Eltern unterschlägt. Damit kann man ihn dann gegebenenfalls konfrontieren.

6.6.2 Konfrontation

Ein Therapeut hat das Gefühl, dass die Äußerungen seines Patienten irgendwie leer sind. Er spricht mit Worten, die offensichtlich wenig Bezug zu einem konkreten Erleben haben. Da der Therapeut davon ausgeht, dass der Patient dieses direkte Vorgehen verkraften kann, fragt er ihn: »Denken Sie das oder spüren sie das?«

Kennt man einen Patienten gut und ist eine sichere und belastbare Beziehung etabliert, kann es unter Umständen gelingen, eine wahnhafte Interpretation infrage zu stellen.

P.: »Der hat mich provoziert, da sieht man es wieder, dass es mir nicht gut gehen darf.«

Th.: »Was war da genau?«

P.: Beim Italiener, er hat sich so gesetzt, dass ich nicht rauskam, gnadenlos, wie man mit mir umgeht«

Th.: »Saß er schon dort, als Sie kamen?

P.: »Nein er kam später.«
Es ergibt sich schließlich, dass der Patient ihm genau diesen Platz angeboten hatte, wodurch er sich später behindert und provoziert fühlte.

Th.: »Da haben sie also selbst dafür gesorgt, dass sie ihre alte Wut wieder auspacken konnten, echt super, Trick 17.«
Der Patient schmunzelt.

Ein Therapeut hat mit einem Patienten, der regelrecht begeistert von der Therapie ist und immer über Verbesserungen berichtet, ein sehr seltsames Gefühl. Wenn er nachfragt, was sich denn gebessert habe, antwortet der Patientin nur: »Das wissen Sie doch ganz genau, das machen Sie hervorragend.« Der Therapeut kommt einige Zeit nicht weiter. Er hat das deutliche Gefühl, dass der Patient ihn in ein ihm unbekanntes Denk- oder besser Wahnsystem einbaut. Ab und zu berichtet die Patientin auch davon, dass sie wieder Symptome habe. Auf Nachfragen erfährt der Therapeut auch hier nichts Konkretes. Als der Therapeut dies schließlich bemerkt, bemüht er sich die Differenz zwischen sich und dem Patienten durch Sätze wie: »Ich sehe das so, was meinen Sie?«, »Täusche ich mich da?«, »Liege ich da total daneben?« zu vergrößern.

Dieses Beispiel zeigt eine Verwicklung mit einer Identitätsdiffusion zwischen Analytiker und Patient, man könnte von einer freundlichen Übernahme sprechen. Es geht hier darum, durch ein geduldiges und manchmal langwieriges Konfrontieren und Fragen – wodurch man den Patienten von sich distanziert und sich als ein Gegenüber positioniert –, die pathologische Verklammerung allmählich zu lösen. Auch Interpretationen haben neben ihrem semantischen Inhalt als Sprechhandlung diesen Effekt der Differenzierung und Positionierung der Interaktionspartner.

6.6.3 Verwendung von Metaphern

Geteilte Metaphern sind wertvolle Instrumente, um Problemen eine Form und Gestalt zu geben. Ein Patient sprach davon, dass er sich durch die Therapie ein »ABS für seine Gefühle« erarbeiten wolle. Er wisse, wie er manchmal extrem und im Nachhinein gesehen übertrieben reagiere. Ein Patient, der einsehen konnte, dass er permanent »das Gras wachsen« höre und sich in paranoiden Spekulationen verlor, sprach davon, dass er wohl mithilfe des Therapeuten daran arbeiten müsse einen »Rasenmäher« in Betrieb zu nehmen. Ein Patient bezog sich auf das Gedicht *Der Zauberlehrling* von Johann Wolfgang von Goethe. In dem Gedicht wird ein Zauberlehrling schließlich von den Zauberkräften seines Besens verfolgt und überwältigt. Patient und Therapeut verwendeten die Metapher des Besens für das Abheben in psychotische Ideen, etwa in der Frage des Therapeuten: »Sind alle Besen gut eingesperrt in der Besenkammer?«

6.6.4 Interpretation

Interpretationen werden in der Behandlung der Schizophrenie oft in Frageform verwendet, um den Spielraum des Patienten nicht einzuengen. Allerdings kann es auch Situationen geben, in denen ein klares Wort eines Therapeuten, der nicht zweifelt, angebracht ist. Interpretationen können wirkungsvoll sein, wenn es gelungen ist, das Dilemma abzumildern, wenn es also darum geht, die erlebte Interpersonalität durch eine verstandene zu ergänzen und zu festigen.

Interpretationen können zum einen genetische Zusammenhänge aufzeigen. Etwa wenn man eine Verbindung zwischen einer unabgegrenzten Beziehung eines Patienten zu seiner Mutter und aktuellen Schwierigkeiten in Liebesbeziehungen aufweist.

> Ein Patient will das erste Mal eine nicht allzu weit entfernte Freundin besuchen, er erzählt, wie er erst fahren konnte, nachdem er hektisch einen Schutzbrief abgeschlossen hat. Der Therapeut verweist darauf, dass der Patient wohl Angst habe, sich in der Begegnung mit der Frau ähnlich schutzlos und ausgeliefert zu fühlen, wie er es mit seiner Mutter erlebt habe. Durch den Schutzbrief wolle er sich versichern, dass eine Rückkehr möglich sei, er also dagegen gefeit sei, sich bis zur Selbstverleugnung anzupassen.

Interpretationen können auch die therapeutische Beziehung betreffen.

> Ein Patient kommt wiederholt etwas zu spät. Der Therapeut weiß um die Vorgeschichte einer problematischen Beziehung zum Vater, von dem der Patient sich nie sicher war, ob er sich wirklich für ihn interessierte. Der Therapeut interveniert mit einer Interpretation in Frageform: »Könnte es sein, dass Ihr Zuspätkommen damit zusammenhängt, dass Sie testen wollen, ob ich mich wirklich für die Therapie und damit für Sie interessiere oder ob ich froh bin, über die freie Zeit, die ich dadurch gewinne?«

6.6.5 Rekonstruktion

Rekonstruktionen spielen bei der Schizophrenie wie bei anderen Störungen, die sich auf frühe Entwicklungsphasen beziehen lassen, eine wichtige Rolle. Sie können das Wiederauffinden von Ereignissen ersetzen, die nicht für eine Erinnerung zugänglich sind, da sie nicht repräsentiert wurden. Sie werden erschlossen und erlauben es, die psychotischen Erlebnisse in das Narrativ der Biografie zu integrieren und die Kohärenz der Lebensgeschichte wiederherzustellen.

> Im Verlauf einer längeren Therapie, die einen guten Ausgang nahm, wurden viele Themen aus der Vorgeschichte angesprochen. Der Patient meinte aber, dass er eigentlich noch nicht richtig verstanden habe, warum das alles so gekommen sei. In der Folge betrachteten Therapeut und Patient noch

einmal die Biografie des Patienten. Sie kommen schließlich gemeinsam zu der folgenden, hier verkürzt wiedergegebenen Hypothese. Das wesentliche Moment für den Ausbruch der Psychose war ein dramatischer Objektverlust. Nach einem längeren Krankenhausaufenthalt in einer Zeit, als so etwas wie »rooming in« noch nicht bekannt war, gelang es der Mutter des Patienten nicht mehr, zu ihrem Sohn wieder eine Beziehung aufzubauen. Mutter und Sohn blieben sich fremd. Als Bezugsperson fungierte eine Großmutter, die selbst durch ein Trauma vor der Geburt des Patienten, über das in der Familie nie gesprochen wurde, schwer belastet war. Der unnahbare Vater sprach nie über Gefühle. Therapeut und Patient sahen in diesen Faktoren die Wurzel der großen Schwierigkeit des Patienten, vertrauensvolle und sichere Beziehungen aufzubauen. Dieser Mangel an Sicherheit in Beziehungen erwies sich als die Ursache für den Ausbruch der psychotischen Krisen. Der Patient hatte dabei immer einseitig und vorschnell Ereignisse als für ihn bedrohlich interpretiert, ohne auch nur die geringste Anstrengung dahingehend zu unternehmen, seine Befürchtungen in einem interpersonellen Austausch zu überprüfen. Der Patient drückte seine Dankbarkeit dafür aus, dass er durch den Therapeuten gelernt hatte, seine Realitätswahrnehmung in einem dialogischen Prozess zu überprüfen, anstatt sich im Alleingang etwas verbissen einzubilden und sich schließlich völlig darin zu verlieren.

Zusammenfassend können je nach »Dosis der Interpersonalität« (Andersheit und Nähe), die ein Patient verkraften kann, Einsichtsprozesse auch bereits in frühen Phasen der Therapie stattfinden.

Dabei werden meist am Anfang noch keine Bezüge zur Biografie oder zur therapeutischen Beziehung hergestellt. Fragen und ein dialogisches Vorgehen sind am wenigsten bedrohlich für den Patienten und können auch bei einem sehr labilen Ich eingesetzt werden. In einer idealtypischen Abfolge erfolgt nach einer

1) Klärung, Feststellung und Benennung von Tatsachen (z. B.: »Da haben Sie sich wohl geärgert«) eine
2) Konfrontation und Gegenüberstellung von Verhaltensweisen/Tendenzen (»Da haben Sie völlig ohne Widerstand vorschnell getan, was Sie eigentlich nicht wollten – darauf sind Sie plötzlich völlig ausgebrochen und haben sich mit niemanden mehr abgesprochen«). Diese kann
3) in eine Metapher verwandelt werden (« Das war wieder das Schema: Zuerst ganz brav und dann der Alleingang«). Dies kann dann
4) gedeutet, auf die therapeutische Beziehung und

5) auch auf die Biografie bezogen werden.
6) Dadurch kann es schließlich gelingen zu rekonstruieren, wie es dazu kam, dass sich diese dilemmatische Konstellation (»blinde Unterwerfung vs. blinder Ausbruch«) als ein wesentliches dynamisches Moment der Erkrankung herausbildete. Die psychotische Erfahrung wird auf diese Weise verstanden und in das Narrativ der Biografie integriert.

7 Umgang mit spezifischen Situationen in der Psychosentherapie

7.1 Umgang mit Medikamenteneinnahme

Die Frage der Medikation hat sich in der Vergangenheit im Kreis der Psychotherapeuten als fast ebenso umstritten erwiesen wie im Kreis der Patienten. Glücklicherweise sind in den letzten Jahren integrierende, multiprofessionelle Ansätze den früheren, teilweise polarisierenden Sichtweisen gewichen (»Ich soll erst einmal die Medikamente nehmen, erst dann kann ich zum Psychotherapeuten!« oder: »Der Therapeut hat mir gesagt, solange ich Medikamente nehme, kann er mit mir nicht richtig arbeiten«). Hierbei ist entscheidend, dass beide Seiten sich als hilfreich-ergänzend und nicht als konkurrierend verstehen.

Viele Patienten erreichen durch eine antipsychotische Medikation eine gewisse Stabilität, welches die Bereitschaft und das Vermögen, eine Psychotherapie in Anspruch zu nehmen, positiv beeinflusst. Eine Ablehnung der Einnahme von Neuroleptika schließt eine psychotherapeutische Behandlung aber keineswegs aus. Morrison und Kollegen (2014) konnten erstmals mit einer randomisiert-kontrollierten Studie zeigen, dass Patienten, die eine neuroleptische Medikation ablehnten, nach Behandlung mit kognitiver Verhaltenstherapie signifikant weniger psychosespezifische Symptome und ein besseres persönliches und soziales Leistungsniveau aufwiesen als unmedizierte Patienten, die ohne Psychotherapie geblieben waren. Während ein Teil der Studien zur Wirksamkeit einer neuroleptischen Erhaltungstherapie nach der ersten psychotischen Episode den Beitrag nichtmedikamentöser Therapien gar nicht berücksichtigt (Alvarez-Jimenez et al., 2016), fanden Wunderink und Kollegen (2013) heraus, dass Dosisreduktion bzw. Absetzen der Medikation in den ersten zwei Jahren nach einer ersten psychotischen Episode nach sieben Jahren mit einer besseren funktionellen Remission verbunden war als eine Erhaltungsmedikation. Diese Ergebnisse unterstreichen zusammen mit zunehmenden Hinweisen auf das Risiko einer frontalen Hirnvolumenminderung (Aderhold et al., 2015) und einer erhöhten Mortalität (Henderson et al., 2015) unter antipsychotischer Langzeittherapie die Wichtigkeit nichtpharmakologischer Behandlungsansätze.

Meist werden medikamentöse und psychotherapeutische Behandlungen von verschiedenen Behandlern durchgeführt. Dies hat den Vorteil, dass während der Therapiezeit keine Medikationsfragen oder diesbezügliche organisatorische Belange (Blutentnahmen etc.) geklärt werden müssen und dass auch psychologische Psychotherapeuten die Behandlung durchführen können. Andererseits zeigt die Erfahrung mancher ärztlicher Psychotherapeuten, dass Medikationsbelange im Verlauf einer längeren therapeutischen Beziehung ohnehin immer nebensächlicher werden, die psychotherapeutische Arbeit aber ohne die anfänglichen kürzeren (»psychiatrischen«) Kontakte möglicherweise gar nicht zustande gekommen wäre. Insbesondere, wenn Patienten nach einer Krise noch sehr vulnerabel sind und höchstmögliche Beziehungskontinuität benötigen, kann die Psychotherapie nicht einfach an eine noch unbekannte Person »ausgelagert« werden. Es stellt sich also die Frage, ob die Auftrennung in »psychiatrisch-medikamentöse« und psychotherapeutische Behandlung nicht weniger inhaltlich begründet als eine Konsequenz der aktuellen Struktur des Gesundheitswesens ist. Der Therapeut kann daher letztlich situativ entscheiden, in welchen Fällen die kombinierte Behandlung und wann eine Auftrennung der Zuständigkeiten sinnvoller erscheint.

Unabhängig davon, inwieweit der Psychotherapeut in die medikamentöse Behandlung involviert ist oder nicht, ergeben sich eine Reihe von relevanten Aspekten, die in der Psychotherapie bedacht werden sollten.

Nebenwirkungen, Überdosierung und Wunsch nach Abdosieren von Neuroleptika

Antipsychotische Wirkung entsteht primär über eine Blockade des Dopamin-D2-Rezeptors, welche zu einer Normalisierung aberranter Salienz (Bedeutsamkeit) innerer und äußerer Wahrnehmungen führt. Wahn und Halluzinationen werden dadurch weniger bedeutsam, bleiben jedoch häufig präsent. Zudem ist dieser Effekt unspezifisch, sodass auch die Salienz sonstiger, neuer und motivierender Reize vermindert wird (Kapur, 2004). In der Folge zeigen sich – insbesondere, aber nicht nur bei Überdosierung – pharmakogene Negativsymptome wie Anhedonie, Apathie, Motivationsverlust und Rückzug. Patienten beklagen ferner häufig emotionale Teilnahmslosigkeit und Verarmung des Affekterlebens, Leeregefühle, mangelnde »Klarheit« und Depressivität. Insbesondere unter Medikamenten, die eine ausgeprägte Blockade des D2-Rezeptors bewirken, können extrapyramidal-motorische Nebenwirkungen zu einer Verminderung des Affektausdruckes (Hypo- oder Amimie) und sekundären Störungen der sozialen Kognition und Interaktion führen, welche unbedingt von krankheitsbedingten Veränderungen unterschieden werden müssen. Auch Müdigkeit und kognitive Störungen, insbesondere durch sedierende Substanzen oder Polypharmazie, können die Fähigkeit zur Psychotherapie beeinträchtigen. Der Psychotherapeut kann sich in solchen Situationen gezwungen sehen, Stellung zu beziehen, die Möglichkeit einer Dosisreduktion mit dem Patienten zu thematisieren bzw. diesen zu ermutigen, die Frage mit dem pharmakologischen Behandler zu besprechen.

Neben dem Auftreten von Nebenwirkungen fühlen sich viele Patienten allein durch die Tatsache der Einnahme von Neuroleptika stigmatisiert oder an die Erkrankung erinnert und kommen mit dem Wunsch nach Beendigung der Medikamenteneinnahme in die Psychotherapie. Diese bietet in der Tat eine hervorragende Voraussetzung, Dosierungen zu reduzieren oder die Pharmakotherapie langfristig beenden zu können. Die damit verbundenen Vorteile und Risiken müssen jedoch gemeinsam erkundet, gewichtet und abgeschätzt werden. Insbesondere nach kurzen Erkrankungsepisoden und kürzerer Gesamtbehandlungsdauer ist oft eine raschere Dosisreduktion möglich (Alvarez-Jimenez et al., 2016). Bei längerfristiger neuroleptischer Therapie kommt zu einer Höherregulation von Dopaminrezeptoren und zu einer Sensitivierung des dopaminergen Systems. Bei abruptem Absetzen besteht die Gefahr einer Rebound-(Supersensitivitäts-)Psychose (Moncrieff, 2006). Daher sollte die Dosisreduktion in Abhängigkeit von der Vorbehandlungsdauer gegebenenfalls sehr protrahiert erfolgen.

Andererseits ist bei einer Reihe von Patienten eine längerfristige antipsychotische Erhaltungstherapie klar indiziert – zum Beispiel, wenn die Risiken, die ein Rezidiv mit sich bringen würde, als sehr hoch eingeschätzt werden müssen. Hier kann die Psychotherapie dazu beitragen, dass bei verbesserter Adhärenz wie auch zunehmender Ich-Stärke im Therapieverlauf bis auf die geringst notwendige neuroleptische Dosis abdosiert werden kann.

Vereinbarungen vor Therapiebeginn

Die Frage, ob ein Patient Medikamente nimmt oder nicht, bzw. ob er diese reduzieren oder absetzen möchte, sollte während der Probatorik geklärt werden. Meist müssen dazu keine statischen Festlegungen getroffen werden. Wichtig ist jedoch, dass vereinbart wird, dass der Patient geplante oder selbstverantwortete Dosisänderungen bekannt gibt.

Th.: »Es ist mir wichtig, einschätzen zu können, inwieweit Veränderungen Ihres Befindens mit Änderungen in der Medikation zu tun haben. Bitte halten Sie mich doch diesbezüglich auf dem Laufenden!«

Th.: »Ich kann nachfühlen, dass Sie die Medikamente möglichst schnell wieder loswerden wollen. Jetzt zu Therapiebeginn wäre es mir aber wichtig, zunächst zu verstehen, wie Sie die Krise und auch die Behandlung erlebt haben und was die Medikamente momentan für Sie bedeuten. Ich wäre froh, wenn Sie da nichts überstürzen.«

Dennoch kann es auch in stabilen therapeutischen Beziehungen vorkommen, dass der Patient eine zeitweise Unterbrechung der Medikamenteneinnahme verheimlicht. Führt dies zu Veränderungen seines Befindens, sollte der Therapeut die Frage der Medikation (wie auch nach Substanzkonsum etc., sofern relevant) in die Überlegungen zu deren Ursachen miteinbeziehen. Meist zeigt sich ein komplexes Bedingungsgefüge, dessen Verständnis die Behandlung letztlich bereichert. Gerade bei mittlerweile recht stabilen Patienten kann das solcherart provozierte Wiederaufflackern psychotischer Positivsymptome auch Anlass geben, Krisenursachen und Symptome aus einer gestärkten und etwas distanzierteren Position heraus neu zu betrachten.

Nur in besonderen Fällen, zum Beispiel nach manifester schwerer Fremdgefährdung, kann auch die Psychotherapie zunächst explizit von der Bereitschaft zur Medikamenteneinnahme abhängig gemacht werden. Geschieht dies nach sorgfältiger Überlegung, halten wir dieses Vorgehen für günstiger, als dem Patienten von Therapeutenseite die notwendige Psychotherapie vorzuenthalten.

Psychodynamik der Medikamenteneinnahme

Das Thema der Medikation stellt oft einen Kristallisationskern für die Aktualisierung des psychotischen Dilemmas dar und bietet somit die Möglichkeit, an dessen Linderung zu arbeiten.

> Ein junger Patient, der aus einer Akademikerfamilie stammt und sich großem Leistungsdruck unterworfen fühlt, hat sein Studium abgebrochen. Nach einer ersten psychotischen Episode beginnt er eine Psychotherapie. Die Therapeutin hat anfänglich das Gefühl, dass die Therapie sehr gut läuft, sie hält es für vorstellbar, dass der Patient bald wieder studiert. Den-

> noch entwickelt der Patient plötzlich ein akut psychotisches Zustandsbild mit massiver Verworrenheit. Bei der späteren Besprechung der Situation wird deutlich, dass der Patient die Medikamente vor der Krise abrupt abgesetzt hatte. Der Patient beschreibt, ihm sei »alles zu viel geworden«. In dieser Situation war möglicherweise das Absetzen der Medikamente als eine Art selbstgesteuerte »Flucht in die Psychose« für den Patienten identitätsrettend. Die Therapeutin achtet in der Folge darauf, hinsichtlich der beruflichen Entwicklung des Patienten neutraler zu bleiben. In der Supervision kann sie ihren eigenen Wunsch nach Erfolg und ihre Tendenz, gerade diesen Patienten etwas zu idealisieren, reflektieren.

Das Absetzen der Medikation kann also manchmal zu einem »Schalter« werden, um eine dilemmatische zwischenmenschliche Situationen durch Rückzug in die Psychose zu entschärfen. Der Therapeut sollte dabei versuchen zu verstehen, ob es wirklich um eine Aktualisierung des Identitätsdilemmas geht, oder ob das Absetzen eher eine habituelle Qualität zur Vermeidung nicht-dilemmatischer Belastungssituationen gewonnen hat.

Andererseits ist die Notwendigkeit der Medikation ein äußeres Kennzeichen der Patientenrolle, welche auch eine Entlastung darstellen kann. Das folgende Beispiel zeigt, dass die Unterscheidung zwischen der noch zu schwachen Repräsentation des Selbst und eigener Intentionen von sekundären Verarbeitungsstrategien, die einen »sekundären Krankheitsgewinn« mit sich bringen, manchmal schwierig ist.

> Eine Studentin hat eine erste psychotische Episode erlebt. Die Eltern können kaum akzeptieren, dass die Patientin auch nach acht Monaten noch nicht in der Lage ist, zur Uni zu gehen und stellen furchtsam ihren erfolgreicheren Bruder als Vorbild hin. In dieser Phase erklärt die Patientin in den Therapiestunden, dass der Arzt ihr ständig höhere Dosierungen verschreibe, weil es ihr so schlecht gehe. Zudem benutze sie ihre Bedarfsmedikation in höherem Maße als verordnet. In der Gegenübertragung wird Ärger spürbar und ein Gefühl des Manipuliertwerdens. Die Patientin scheint die Medikamente und ihren Erkrankungsstatus wie einen undurchsichtigen Schutzpanzer zu verwenden. Vermeidet sie anstehende Aufgaben oder ist sie wirklich nicht in der Lage dazu? Die Therapeutin fantasiert (im Stillen) eine Schmetterlingslarve, die sich hinter dem Panzer entwickelt, was ihr hilft, gelassen zu bleiben und die Not der Patientin, aktuell nicht zu wissen, wie es weitergeht, auszuhalten. Der Druck auf die Patientin nimmt in der Folge ab, und eigene Zukunftspläne werden denkbar.

Insbesondere in der mittleren Therapiephase, wenn eigentlich schon viel erreicht scheint, nun aber die »Mühen der Ebenen«[11] stärker zutage treten, kann es vermehrt zu Absetzwünschen oder -versuchen kommen. Hier sollte versucht werden, die Gründe des Patienten zu verstehen – geht es um die ohnehin indizierte Dosisreduktion nach durchstandener Krise, liegen Nebenwirkungen vor, die mit zunehmendem Aktivitätsniveau des Patienten belastender werden? Oder geht es auch um die manchmal schwer aushaltbare Realität des »Normalen«, um Langeweile, Einsamkeit, Selbstwertprobleme und/oder (u. U. auch subklinische) Depressivität? Umgekehrt bestehen manche Patienten aus den gleichen Gründen auf einer Beibehaltung der Medikation, auch wenn längst eine Dosisreduktion vorstellbar wäre, und erzeugen so eine vor negativen Affekten schützende emotionale Nivellierung. Beide Strategien stehen einer Bewältigung dieser Genesungsphase entgegen und erfordern daher besondere therapeutische Aufmerksamkeit.

Dass medikationsbezogene Entscheidungen gemeinsam entwickelt werden und der Patient letztlich die Wahl hat, ob und wie er sich behandeln lassen möchte, sollte eine Selbstverständlichkeit sein[12]. Paternalistische Formen der Verschreibung wirken sich aufseiten des Patienten regressionsfördernd aus, und verstärken gleichzeitig die dilemmatische Angst vor Abhängigkeit und Selbstverlust. Im schlimmsten Fall resultiert ein Teufelskreis, in dem die Verweigerung der Medikamenteneinnahme zum einzigen »Machtmittel« des ansonsten seiner Wirksamkeit beraubten Patienten wird. Das Medikament wird dann zum Argument des Trotzes, zu einer letzten Bastion der Autonomie.

> Ein Patient mit einer wiederkehrenden paranoiden Symptomatik hat in der Psychiatrie mehrfach Zwangsmedikationen erleiden müssen. Obwohl die Medikamenteneinnahme jeweils zu Remissionen führte und trotz intensiver Bemühungen des Arztes, der sich stellvertretend für seine Vorgänger für diese Erlebnisse verantwortlich fühlt, kann keine tragfähige Beziehung mehr zu dem intelligenten Mann aufgebaut werden: Er scheint in Vorwürfen gegen die Psychiatrie gefangen und schreibt dieser pauschal die Schuld für sämtliche seiner Probleme zu. Stets beendet er die ambulante Behandlung nach wenigen Kontakten, setzt die Medikation ab und betreibt stattdessen einen Alkoholmissbrauch.

11 Bertold Brecht: »Die Mühen der Gebirge liegen hinter uns, vor uns liegen die Mühen der Ebenen« *Wahrnehmung* (1949) (aus: *Werke. Große kommentierte Berliner und Frankfurter Ausgabe*, Bd. 15, Gedichte, 5, 1993, S. 205).

12 Auf die ethischen und psychotherapeutischen Aspekte der medikamentösen Zwangsbehandlung im stationären Setting kann im Rahmen dieses Manuals leider nicht eingegangen werden.

Ganz gleich, ob der Psychotherapeut das Medikament selbst verordnet oder nicht, und wie sensibel er dabei vorgeht – er erwirbt durch seine therapeutische Profession einen Expertenstatus, der in der Vorstellung des Patienten (und entsprechend dessen Vorerfahrungen) auch ein Machtgefälle mit sich bringt. Das bedeutet zweierlei: Zum einen kann sich auch der Psychotherapeut, der keine Medikamente verordnet, als Teil des »Systems« diesem Thema nicht verschließen und diesem auch nicht durch die manchmal noch auftretende Entwertung der »somatischen« Behandler entziehen. Zum anderen soll hier vorsichtig postuliert werden, dass auch für den »Nicht-Psychotherapeuten« ohne eine Reflexion der Gegenübertragung gar keine rationale Pharmakotherapie möglich ist.

Ist sich der Therapeut seiner möglicherweise vorhandenen eigenen Größenideen und unrealistischen Vorstellungen über eine Rolle als »Heiler« bewusst? Kommt es zu Überdosierungen und Polypharmazie, weil der Behandler negative Gefühle in der Gegenübertragung nicht wahrnimmt und zum Beispiel Ärger ausagiert? Spielen etwa Angst, Ohnmacht oder Verzweiflung in der Gegenübertragung eine Rolle – insbesondere dann, wenn der Patient stark gefährdet erscheint oder ganz offensichtlich leidet?

Manchmal hingegen kommen Arzt oder Psychotherapeut dem Wunsch des Patienten nach schnellem Abdosieren der Medikation zu willfährig nach oder bestehen von sich aus darauf, obwohl eine Aufrechterhaltung der Medikation möglicherweise noch wichtig wäre. Wichtig ist auch in diesem Fall die Reflexion der Gegenübertragung. Gibt es hier ungeklärte negative Gefühle, die möglicherweise einen Mangel an Sorgfalt oder ein »Laissez-faire« nach sich ziehen, oder eine Furcht vor Auseinandersetzung? Wird ein Rezidiv als »Strafe« dafür in Kauf genommen, dass der Patient sich der Kontrolle entzieht? Leugnen beide, Patient und Therapeut, die Tatsache der Erkrankung und ihre schmerzlichen Folgen, die Anerkennung von Abhängigkeit und Angewiesensein? Schützt sich der Therapeut innerlich vor Ohnmacht und Not des Patienten, indem er diesen »für gesund erklärt«? Insgesamt gibt die Dynamik rund um die Medikation oftmals wichtige Hinweise zur Akuität des psychotischen Dilemmas – zum Beispiel mag ein Patient durch Absetzen, der Therapeut hingegen durch ein Höherdosieren der Medikation auf in der Therapie aufkommende Ängste vor Vereinnahmung und Verschmelzung reagieren.

Die Empfehlung einer Medikation kann manchmal als Abweisung durch den Therapeuten, oder – sowohl vom Patienten als auch vom Therapeuten – als Scheitern der Psychotherapie empfunden werden:

> Eine Patientin hat mehrere kurze psychotische Episoden mit rein bedarfsweiser, vorübergehender Einnahme eines schwachen Neuroleptikums

überstanden, sie ist beruflich erfolgreich, in der Selbsthilfe aktiv und pflegt seit Langem eine konsequent gesundheitsfördernde Lebensführung. Mit Beginn der Menopause kommt es zu einer schweren schizodepressiven Episode, die von der laufenden Psychotherapie nicht mehr beeinflusst werden kann. Die Therapeutin macht letztlich den Vorschlag, doch eine medikamentöse Behandlung zu versuchen. Kurz darauf muss die Patientin nach einem Suizidversuch im Krankenhaus behandelt werden. Bei Wiederaufnahme der Psychotherapie äußert die Patientin, sie habe sich in dieser Situation als Versagerin und Enttäuschung für die Therapeutin gefühlt, die es nicht verdient habe zu leben. Biografisch kann ein Bezug zu teilweise entwertenden elterlichen Reaktionen auf Situationen hergestellt werden, in denen die Patientin als Kind Schwäche gezeigt hatte.

Manche Patienten befürchten sogar, dass die Therapie bei einer Wiederaufnahme oder Erhöhung der Medikation vom Therapeuten beendet würde. Ist Medikamenteneinnahme mit sehr negativen Vorstellungen verbunden, können bislang verborgene Schamgefühle oder Tendenzen zur Selbststigmatisierung auftauchen. Es mag daher sinnvoll sein, die Frage der Medikation in der Psychotherapie sozusagen »vorbeugend« zu thematisieren, sodass die diesbezüglichen Assoziationen des Patienten klarer werden (z. B. P.: »So lange ich die verdammten Pillen nehmen muss, fühle ich mich krank!«) und auch der Therapeut seine Einstellung zu dieser Frage erklären kann (z. B. Th.: Es könnte einmal passieren, dass ich das Gefühl habe, eine Krise ist ohne Veränderung der Medikation nicht mehr so gut zu beherrschen. Das darf ich dann sagen, oder? Wir machen hier auf jeden Fall weiter«). Das Ziel ist eine Normalisierung und Offenheit im Umgang mit dem Thema, sodass der Patient größtmögliche Selbstbestimmtheit bei der Nutzung der Ressource Medikation entwickeln kann.

7.2 Umgang mit Substanzabusus und -abhängigkeit

Diese Problematik kann nur gestreift werden, da die Komplexität des Themas eine eigene Abhandlung erfordern würde. Viele insbesondere der jungen Patienten konsumieren Drogen, vorwiegend Cannabis, Alkohol und Stimulantien. Aber auch andere Drogen mit jeweils individueller Wirkung kommen häufiger vor als in der Normalbevölkerung. Der oft drastische Konsum von Tabak wird meist bagatellisiert, trägt aber klar zur erhöhten Mortalität von Psychosepatienten bei. Komorbidität mit Substanzmissbrauch oder -abhängigkeit ist fast eher die Regel als die Ausnahme, daher sollte auch therapeutisch dieser Problematik Rechnung getragen werden (Regier et al., 1990). Bezogen auf die Behandlung machen wir den Unterschied zwischen Patienten, bei denen der Substanzkonsum derart im Vordergrund steht, dass eine modifizierte psychodynamische Psychotherapie ohne Weiteres nicht mehr möglich ist und denjenigen, bei denen der Konsum als Symptom mitbehandelt werden kann. Die erste Patientengruppe benötigt eine vorgeschaltete spezifische Suchttherapie, am besten abgestimmt auf die »Doppeldiagnose« aus Psychose und Sucht. Bei der zweiten Gruppe werden der Abusus oder die Abhängigkeit wie auch andere Symptome thematisiert und bezogen auf Anlässe, Wirkung und Funktion bearbeitet. Auch hier kann der zusätzliche Besuch einer Beratungsstelle, einer suchtspezifischen Therapie- oder Selbsthilfegruppe, wenn nötig, in der Probatorik vereinbart werden, ist allerdings von deren Verfügbarkeit abhängig. Für den Therapeuten kann es hilfreich sein zu wissen, dass für Psychose und Sucht möglicherweise eine gemeinsame biologische Basis im Sinne einer Dysfunktion des Belohnungssystems besteht (Chambers et al., 2001), dass der Substanzkonsum meist schon in der Prodromalphase der Psychose beginnt (Thompson et al., 2013), oft zur Regulation negativer Affekte eingesetzt wird oder eine Selbstmedikation darstellt, auch wenn ein Zusammenhang mit spezifischen Symptomen (z. B. Amphetamine gegen Antriebsmangel) schwächer ist als der mit der Verfügbarkeit der Substanz. Letztlich muss bei jedem individuellen Patienten geklärt werden, ob die Psychose als primär[13] oder als substanzinduziert und sekundär anzusehen ist bzw. inwieweit alle genannten Faktoren bei einem bestimmten Patienten in Kombination auftreten (Gouzoulis-Mayfrank, 2007). Aus psychodynamischer Sicht ist es vorstellbar, dass auch die Disposition zur Psychose (Dilemma), in Zusammenhang mit Störungen der Affekt- und Selbst(wert-)regulation, insbesondere in der Adoleszenz, wenn eine Behauptung in sozialen Gruppen und die Bewältigung von Schwellensituationen notwendig werden, zur Entwicklung eines Substanzmissbrauches beiträgt.

7.3 Umgang mit Wahn und Halluzinationen

Nach dem weiter oben Beschriebenen kann man den Wahn als Hinweis auf einen »Problembereich« der Identität auffassen, auf ein identitätsbedrohendes Ereignis,

13 Der Substanzkonsum wäre in diesem Fall als Selbstmedikation, als Folge eines »sozialen Drifts« oder als psychoseauslösender Stressor zu verstehen, der allerdings das Dopaminsystem weiter sensitiviert.

das nicht erlebt werden konnte. Das Ich des Patienten benötigt eine Hilfestellung dabei, ein Ereignis, das es nicht personalisieren und als Ich erleben konnte, sondern welches beim Versuch, dies zu tun, zu dessen Zusammenbruch führte, erstmalig als Erlebnis des Ich zu integrieren. Als Therapeut könnte man die Faustregel verwenden, nach dem Objekt der »negativen Halluzination« zu suchen, dabei anamnestische Daten und die Übertragung-Gegenübertragung-Situation heranzuziehen und so meist unschwer erraten, worum es in einem Wahn geht.

In der Behandlungspraxis ist es weder sinnvoll, einem Wahn zu widersprechen, noch ihn zu bestätigen. Wenn der Patient darauf drängt, dass man seinen Wahn bestätigt, kann man, wenn die Beziehung das aushält, darauf hinweisen, dass zwei unterschiedliche Auffassungen über die Realität vorliegen. Man kann sich unter Umständen, allerdings nicht immer, darauf einigen, vorerst offenzulassen, welche Auffassung die richtige darstellt.

Unentbehrlich sind aber vor allem Respekt vor der im Wahn verborgenen identitätsrelevanten Tendenz und eine entsprechende Haltung, die vermitteln kann, dass sie das, was sozusagen im völlig falschen Gewand daherkommt, zu unterstützen bereit ist.

> Ein junger Patient glaubt, dass er von einer einflussreichen Geheimorganisation angeworben werden solle, um in einen Auslandseinsatz zu gehen. Seit einiger Zeit wisse er, dass seine Frau dieses Ansinnen befürworte. Er schildert eine Vielzahl von Begebenheiten, in denen er augenscheinliche Zufälle als Beweis für seine Theorie interpretiert. Es wird deutlich, dass der Patient sich viel zu schnell entscheidet, wenn es darum geht, bestimmte Fakten im Sinne seiner Theorie einzustufen, und dass er »Beweise« für das Gegenteil ignoriert. Der Therapeut hat sich mit einigen Nachfragen von der Unumstößlichkeit der Interpretationen des Patienten überzeugt. Er beginnt nun, das Feld der Betrachtung zu erweitern und den Wahn quasi zu »umgehen«.Es wird deutlich, dass der Patient sich nach der Geburt seiner Tochter von seiner Partnerin abgelehnt fühlt. Der Therapeut versucht weder auf kognitiver Ebene Zweifel an der Korrektheit der wahnhaften Überzeugungen zu säen, noch lässt er sich zu einer Deutung hinreißen. Er zeigt Interesse und Empathie mit dem Patienten hinsichtlich seiner familiären Situation und versucht, das Selbstwertgefühl des Patienten zu stärken und mit ihm die Situation zu verstehen.

Der Therapeut versteht: Der Mann ist in einer extremen Identitätskrise: Er kann sich nicht als Vater positionieren und lässt sich vom Geheimdienst sozusagen »ehrenhaft« abwerben. Der Schmerz des drohenden Verlustes von Frau und

Tochter ist zu überwältigend, um erlebt werden zu können. Dieses (vorläufige) Wissen hilft dem Therapeuten in der Therapie dabei, die Thematik zu bearbeiten. Der Therapeut behält das innerlich Aufgehobene, das verworfene Erleben, wie einen fernen Fluchtpunkt im Blick, bis dieses hoffentlich zu einem späteren Zeitpunkt reintegriert werden kann.

Das Beispiel zeigt auch, welche Gefahr bestünde, sich zu einem zu frühen Zeitpunkt auf eine Deutung oder die Betrachtung metakognitiver Störungen, wie Attributionsverzerrungen und Denkfehler einzulassen. Solange – unabhängig von der Wahndynamik – das Dilemma noch nicht gelindert und ein gemeinsamer Raum geschaffen ist, in dem man betrachten und betrachtet werden darf, wird der dilemmatische Druck auf den Patienten so hoch sein, dass selbst bei vorhandener Fähigkeit zur Metarepräsentation inhaltliche Verzerrungen im Sinne des Wahns aufrechterhalten werden müssten.

> Eine junge Frau bekommt einen neuen Vorgesetzten, dessen Aussehen ihr gefällt und der ihr aufgrund seiner lockeren Art enorm imponiert. Sie hofft einmalkurz, er interessiere sich für sie. Sie macht auch einen ganz zaghaften Versuch, die Beziehung zu ihm etwas persönlicher werden zu lassen. Sie empfindet Liebesgefühle und Sehnsüchte für ihn, die sich bald mit Unruhe und Erregung mischen. Es kommt nach einiger Zeit zum Ausbruch einer akuten Psychose. Sie sieht jetzt überall Hinweise dafür, dass sie von ihrem Vorgesetzten geliebt wird, eine Nachricht, die sich über die ganze Welt verbreitet. Selbst im Fernsehen wird andauernd darüber berichtet.

In diesem Fall des Liebeswahns und der wahnhaften Überzeugung, alle Welt wisse dies, ist das Verständnis wichtig, dass der Wahn die letzte Bastion dagegen darstellt, sich absolut und für immer und ewig von allem ausgeschlossen zu fühlen, was der so stark ersehnten Position als Frau, die liebt und geliebt wird und die sich als solche auch zeigen und darauf stolz sein kann, entspricht. Wichtig ist dabei der Affekt des Therapeuten, der (ohne aber den Wahn zu bestätigen) nicht ablehnend sein darf. Man könnte vielleicht vermitteln, dass man den Stolz und die Freude der Patientin, zu den Frauen zu gehören, die in der Liebe Erfahrungen haben, teilen kann. Der Therapeut reagiert also positiv spiegelnd auf das dem Patienten selbst verborgene Potenzial des Wahns, ohne sich in einen Kampf um Realitätsauffassungen zu verstricken. Oft genügt eine solche Haltung dem Patienten. Benedetti (1992, S. 84) hat »wahninterne Deutungen« vorgeschlagen, die den Wahn nicht infrage stellen, sondern ihn zum Beispiel mit eigenen Ideen anreichern (amplifizieren und kontextualisieren) und ihn dadurch in eine zumindest teilweise gemeinsame Erfahrung verwandeln.

Eine Patientin erzählt lebhaft von den ungeheuerlichen Machenschaften, deren Opfer sie seit Jahrzehnten sei. Morde und Entführungen habe es gegeben. Mehrere Geheimdienste verfolgten sie. Sie selbst habe eine wichtige Mission, die ihr Päpste und Kardinäle durch himmlische Stimmen übermitteln ließen. Der Therapeut bemerkt schließlich, dass mit der Patientin keinerlei Gespräch möglich ist. Sie ist immer nur Sender, aber nie Empfänger.

Es ist günstig, wenn der Therapeut sich nicht allzu sehr von den manchmal bunten und auch kreativen wahnhaften Produktionen faszinieren aber auch nicht durch sie einschüchtern lässt, sondern sich – mit oder ohne Wahn – auf die zugrunde liegenden Problembereiche konzentriert. In diesem Fall kann man sicherlich eine massive narzisstische Problematik erkennen. Die Patientin, ursprünglich aus bestem Hause, ist bedauerlicherweise in einer erbärmlichen sozialen und persönlichen Situation. Diese Kränkung wurde psychotisch dementiert.

Um mit der Therapie voranzukommen, ist es sinnvoll, nicht ablehnend auf den Wahn und die zugrunde liegende verzweifelte Suche nach Bedeutung und Wertschätzung zu reagieren. In der therapeutischen Beziehung geht es darum, sich auf die dort allfälligen Kränkungen zu beziehen und diese in einer Modellerfahrung abzumildern. Ist dadurch wieder ein psychischer Innen- und Denkraum entstanden, kann man damit beginnen, die ausgelagerten Probleme sozusagen zurückzuholen. Gelingen diese Schritte, erlebt man fast regelmäßig mit psychotischen Patienten, dass psychotische Symptome weniger werden oder auch verschwinden. Wenn eine belastbare Beziehung vorhanden ist, können vorübergehend wieder aufflackernde Wahninhalte auch direkt im Sinne einer »wahnexternen Deutung« (Benedetti, 1992, S. 84) bearbeitet werden.

Ein Patient drückte es, nachdem verstanden wurde, dass eine Kränkung zu einem vorübergehenden Rückgriff auf den Wahn führte, folgendermaßen aus: »Da ist mir wohl wieder ein Gefühl durchgaloppiert.«

Die bisher besprochenen Fallvignetten zeigten Wahninhalte und Halluzinationen, mit denen auf unerträgliche Versagungen im Bereich von Liebe und Selbstwert reagiert wurde. Entsprechend bestand die therapeutische Aufgabe darin, empathisch auf die in den Wahninhalten deponierten identitätsrelevanten Tendenzen zu reagieren.

Welche Haltung muss man aber einnehmen, wenn sich in den Symptomen auf den ersten Blick nur destruktive Elemente auffinden lassen? Welche Interventionen sind angebracht, wenn Patienten sich wahnhaft für abgrundtief schlecht, für unwürdig und wertlos, todeswürdig oder für einen Päderasten halten – Symptome, die oft mit einer quälenden ängstlichen Erwartung verbunden sind?

Nach dem weiter oben Ausgeführten liegen diesen Symptomen keine verborgenen unbewussten Wünsche wie etwa mörderische Wut, pädophile Triebe oderandere destruktive Tendenzen zugrunde. Deswegen sehen wir in einer affektiven Antwort eines Therapeuten, der entsprechend seiner Theorie und damit ganz ähnlich wie der Patient nach dem Motto »Da ist etwas dran« – etwas Schreckliches (in der Psyche des Patienten) erwartet, kein adäquates Vorgehen. Wie ausgeführt, gehen wir mit Winnicott davon aus, dass die zwanghaft gesuchte und gleichzeitig befürchtete Katastrophe sich bereits ereignet hat. Dem entspricht eine affektive Antwort des Therapeuten, die darin besteht, die Angst aufzunehmen, sie aber durch das Wissen, dass das in der Zukunft befürchtete sich schon ereignet hat, so zu verwandeln (containing, holding), dass es ihm möglich wird, die Botschaft zu vermitteln, dass etwas nicht erfahren werden konnte, aber bereits vergangen ist und keine aktuelle oder zukünftige Bedrohung mehr darstellt. Wenn ihm dies nicht gelingt, verbleibt der Patient in der ängstlichen Qual und Furcht, »dass das wonach er zwanghaft sucht, ihn in der Zukunft erwartet« (Winnicott, 1991 [1974], S. 1121).

Manchmal erlebt man mit Patienten Situationen, in denen sie eine Unterstützung benötigen, sich nicht den Befehlen der Stimmen zu unterwerfen.

> Im Haus eines Patienten wurde ein Mitbewohner überfallen, beraubt und verletzt. Er hört kurz darauf Stimmen, die ihm befehlen sein ganzes Geld, von dem er sehr wenig hat und welches er dringend benötigt, an eine caritative Organisation zu spenden.

Wenn der Patient davon berichtet, ist es günstig, wenn der Therapeut ihm dabei hilft, sozusagen das Ruder seines Lebens nicht an die Stimmen abzugeben. Er könnte nebenbei auch *positivierend* auf die große Sensibilität des Patienten und seine Einfühlung mit dem Opfer des Verbrechens hinweisen. Wichtig ist es aber, dass der Patient Hilfe bekommt, sich gegen die destruktiven Befehle der Stimmen zu stellen. Manche Patienten glauben, in den Stimmen drücke sich die höchste Wahrheit aus oder sie kämen von allwissenden und mächtigen Wesen. Hier kann man ganz klar und dezidiert widersprechen und den Patienten darin bestärken, dass er keine Dinge tun müsse, die ihm schaden. Rom (2007, S. 197) spricht ähnlich von der Notwendigkeit einer gegensätzlichen Stellungnahme.

> Ein Patient ist überzeugt, dass die Stimmen mächtig und allwissend seien. Das sehe er daran, dass sie ihm etwas erzählt hätten, was niemand anderer wissen könne. Es handelte sich um einen versteckten wertvollen Gegen-

stand in seinem Schrank. Hier weist der Therapeut darauf hin, dass das alles andere als ein Wunder sei, weil die Stimmen ja aus seinem Innenleben stammten.

Ein Patient, der immer von seinen Stimmen gedemütigt wird, berichtet, nachdem in der Therapie die zugrunde liegende Selbstwertproblematik bearbeitet wurde, stolz darüber, dass er begonnen habe, sich gegen die Stimmen zu wehren. Der Patient sieht, obwohl er in einem anderen fernen Land in einer anderen Sprache aufgewachsen ist, seine sprachliche Heimat in Bayern. Er erzählt, dass er sich gegen die Stimmen, die ihn in der fremden Sprache beschimpften auf bayrisch wehre: »Ja wo kommst Du denn her, was bist denn du für einer?«

Wenn der Therapeut in den Wahn einbezogen wird oder der Patient plötzlich auch seine Stimme hört, muss dies nicht unbedingt bedeuten, dass die Therapie gefährdet ist. Man kann dezidiert, aber eher beiläufig und ohne Beteuerungen etc. eine Bemerkung fallen lassen, dass man eine andere Sichtweise hat als der Patient. Wird der Therapeut zum Verfolger, kann es neben einer ruhigen (nicht beteuernden) Bemerkung wie: »Ich bin nicht Ihr Feind«, auch sinnvoll sein – besonders wenn dies nach einer guten Stunde, in der intensivere Nähe möglich wurde, eintritt – sich wieder etwas mehr zurückzunehmen.

7.4 Umgang mit Hebephrenie und desorganisierter Schizophrenie

Bei diesen Störungen sind eine erhöhte Aufmerksamkeit für Störungen der subjektiven Zeit, des Verhältnisses zwischen Wort und Ding, der Intensität des Erlebens und ein therapeutischer Umgang damit (siehe Kapitel 6.4.2–6.4.4) notwendig. Wichtig ist es, freundlich, zuversichtlich und sensibel auf einen Menschen zu reagieren, der sozusagen den Zugang zu seinem Zentrum, seiner Kompetenz als Sprecher in der Ich-Form – Bollas (2015, S. 113) nennt diese Kompetenz »linguistic subjectivity« – verloren hat. Wenn es gelingt, unverkrampft und unaufdringlich wieder eine Beziehungsaufnahme anzubahnen, kommt es manchmal zu einer mehr oder weniger großen Anhänglichkeit. Es kann zu Fragen und Anrufen kommen mit Schilderung immer gleicher Ängste, für die Beruhigung gesucht wird. Hinter diesem Verhalten Aggressivität zu sehen, ist weniger förderlich. Aggression ist ein hochorganisierter Vorgang, der oft noch gar nicht zur Verfügung steht. Es geht eher darum, dass man den Patienten als jemanden erleben kann, der dabei ist, sich wieder Sicherheiten in der Realität zu schaffen. Die geforderten Wiederholungen sind etwas Ähnliches wie der Wunsch von Kindern, immer wieder die gleiche Geschichte auf genau die gleiche Weise zu hören. Ein Therapeut, der einerseits keine Angst davor hat, sich gebrauchen zu lassen, und andererseits keine Angst davor hat, auch einmal kreativ zu reagieren und sich spielerisch sozusagen innerhalb des zwanghaft-starren Rasters Spielräume zu schaffen, kann hier unter Umständen einem Patienten aus einem Zustand der Desorganisation helfen, was sich unter Umständen auch im Nachlassen formaler Denkstörungen zeigt. Es ist wichtig, auch wieder loslassen zu können und die Tendenzen des Patienten, sich wieder zu verselbstständigen nicht zu übersehen. Wenn Patienten, die einige Zeit sehr anhänglich waren, sich plötzlich einmal nicht melden, sollte man nicht ängstlich reagieren (und vielleicht dann sogar selbst anrufen und nachfragen), weil man sonst das Signal gibt, dass etwas Gefährliches droht. Wenn der Patient, der genau das befürchtet, es bei seinem Therapeuten spürt, wird er sozusagen vom Therapeuten bei seiner Verselbstständigung zurückgepfiffen.

7.5 Umgang mit »Negativsymptomatik« und unspezifischen Symptomen

Bei Patienten mit Negativsymptomatik ist es wichtig, potenziell veränderbare Ursachen (Medikation, soziale Unterstimulation, Entmutigung und chronifizierende Lebensumstände) im Blick zu behalten und dennoch nicht in Aktionismus zu geraten. Negativsymptomatik kann auch einen Schutz vor Überforderung einer instabilen Intentionalität darstellen. Patienten mit Negativsymptomatik oder unspezifischen Beschwerden werden nicht selten von Eltern oder Betreuern sozialpsychiatrischer Einrichtungen oder therapeutischer Wohngemeinschaften angemeldet. Hier sollte man aber sehr darauf achten, dass auch der Patient seinen Willen kundtut, die Therapie zu beginnen – selbst wenn dies auf eingeschränkte Weise geschieht. Wenn er nicht als Sprecher, als Subjekt auftritt, und für das Zustandekommen der Therapie auch real wirksam ist, hat eine Therapie vermutlich nur sehr geringe Chancen auf Erfolg.

Die Patienten zeigen meist ausgeprägte Störungen ihrer Intentionalität. Gleichzeitig schildern Angehörige und Betreuer die Symptomatik oft als drängend. Wichtig ist, dass der Therapeut (insbesondere vor sich selbst) vertreten kann, dass in solchen Fällen ein »langer Atem« notwendig ist und er selbst auch über einen solchen verfügt. Oft geht es eher um die Beseitigung von Hindernissen, wie der genannten sekundären Gründe für Negativsymptomatik, welche therapeutisch unterstützt werden kann und in deren Verlauf neue Themen aufkommen. Dabei sollte der Therapeut sich hüten, eigene Vorstellungen über eine Aktivierung zu stark in den Diskurs einzubringen, und stattdessen die Entfaltung der Intentionalität des Patienten behutsam begleiten.

Oft herrscht eine Stimmung der Vergeblichkeit. Der Bezug zur sozialen Zeit kann verloren gegangen sein. Wenn sich Wünsche oder Pläne melden, geschieht dies oft dranghaft und hektisch, was meist zum alsbaldigen Scheitern führt. Nach einer kurzen unüberlegten und alle Bedenken verleugnenden Phase des »Sturm und Drang« erfolgt dann der Rückzug in den vorhergehenden Zustand. Als Therapeut kommt es in der Therapie darauf an, dass die spezifischen Gegenübertragungsprobleme erkannt werden und der Therapeut gegensteuern kann. Dies betrifft die Pole Passivität und Aktivität, hektisch-unrealistische Hoffnung und perspektivlose Vergeblichkeit sowie konkretistisches Kleben an Einzelheiten und leerlaufendes Grübeln ohne Handlungsbezug. Der Therapeut muss diese Polaritäten, die der Patient nicht integrieren kann, in seinem therapeutischen Vorgehen berücksichtigen, wodurch die Therapie als eine Modellerfahrung wirken kann. Der Therapeut ist geduldig, aber nicht passiv, er bremst hektisch angestrebte Ziele nicht, aber er weist darauf hin, dass man, um nach D zu kommen, zuerst A und dann B und dann C erreichen muss. Die wesentliche Aufgabe der Handhabung der Gegenübertragung ist wohl diese Fähigkeit, die Therapie in ein Gegenmodell gegen die zeitlose Vergeblichkeit zu verwandeln. Der Therapeut braucht ein Ziel und einen Plan, in welchen Etappen man an das Ziel kommen könnte, und er kann, was enorm wichtig ist, dafür sorgen, dass er der Therapie etwas abgewinnen und auch einmal Freude an der gemeinsamen Arbeit vermitteln kann. Manchmal könnte man die therapeutische Aktivität mit der eines Kochs vergleichen, der Hitze zugibt oder zurückdreht und so dem Patienten bei der Steuerung seines Aktivitätsniveaus behilflich ist.

Bei anderen Patienten liegen, wie auch unter Kapitel 3.3 beschrieben, meist phobisch anmutende Ängste vor, die zum Beispiel Körpervorgänge betreffen, es kann zwanghaftes Grübeln bestehen, das die Spontaneität und die Verbindung zwischen Impuls und Handlung einschränkt. Dieses »Angstmanagement« scheint manchmal fast an die Stelle dessen zu treten oder diese zu überlagern, was man Alltagsbewältigung nennt. Es entsteht der Eindruck, dass dadurch bei aller Beschwernis in den Ablauf der Zeit eine haltgebende Struktur eingeführt wird. Was diese oft mühsamen, sich wiederholenden Erzählungen über Ängste und zwanghafte Befürchtungen betrifft (»Reizdarm«, »Reizblase«, Grübeln über Vergangenes etc.) ist hier einiges therapeutisches Geschick notwendig, um nicht in dem Dilemma zwischen dem Anhören der endlosen Schleifen zu landen (und sich dabei im Konkreten zu verlieren) oder andererseits zu wenig auf die konkrete und für die Patienten quälenden Beschwerden einzugehen und diese mit einer Erklärung (etwa: »Das sind Zwänge«) abzutun. Hilfreich kann es manchmal auch sein, sich in allen Einzelheiten präzise erklären zu lassen, wie die Patienten zu der Sicherheit kommen, dass ihnen Gefahr droht oder etwas mit ihnen nicht stimmt. Hier findet man nicht selten logisch falsche Zuordnungen und Fehlschlüsse, die unter Umständen korrigierbar sind. Ein Patient ging zum Beispiel davon aus, dass ein »Kratzen im Hals« ein untrüglicher Beweis dafür sei, dass er sich alsbald übergeben müsse und er deswegen das Haus nicht verlassen dürfe.

7.6 Umgang mit kognitiven Störungen

Patienten mit Schizophrenien zeigen oft mehr oder minder ausgeprägte Störungen kognitiver Funktionen, wie der Aufmerksamkeit, des verbalen Gedächtnisses, der visuell-räumlichen Verarbeitungsleistungen, der exekutiven Funktionen und der sozialen Kognition. Neben kognitiven Basissymptomen kann die Kognition auch zustandsabhängig, zum Beispiel in Phasen der Exazerbation oder der Depression, verschlechtert sein. Psychose bedingte kognitive Störungen allein stellen aber nur selten ein Hindernis für eine Psychotherapie dar. Einige Befunde sprechen für eine verbesserte Wirksamkeit von Psychotherapie, wenn gleichzeitig ein kognitives Training erfolgt (Hogarty et al., 2004). Der psychodynamische Psychosentherapeut wird seine Interventionen gegebenenfalls an vorliegende kognitive Probleme anpassen. Da davon auszugehen ist, dass soziale Interaktion und subjektiv sinnvolle Beschäftigung auch zu einer Verbesserung der Kognition führen, sollte in der Behandlung versucht werden, jene Aktivitäten außerhalb der Stunde zu fördern bzw. die persönlichen Voraussetzungen dafür zu verbessern (Abmilderung des Dilemmas, Entwicklung von Intentionalität, soziale Stresstoleranz). Einen weiteren Arbeitsbereich stellt der Umgang mit persistierenden Einschränkungen dar, wobei es hier auch darum gehen kann, Trauer erleben und integrieren zu können.

7.7 Umgang mit unrealistischen Plänen und Projekten

Nicht selten kommt es vor, dass zum Beispiel lange Zeit passive und zurückgezogene Patienten plötzlich sehr aktiv werden und hochfliegende Pläne entwickeln.

Darauf reagieren Professionelle nicht selten damit, den Patienten zurückzuhalten, ihm vorzurechnen, dass er so etwas nie schaffen könne, weil es ihn überfordere. »Kleine Brötchen backen«, heißt es dann oft, der Patient solle sich damit abfinden, dass so ein Ziel für ihn nicht möglich sei. Es ist noch gar nicht lange her, da war es in der Psychiatrie üblich, bei einer Schizophrenie-Diagnose zum Beispiel bei einem Studenten eine Umschulung vorzuschlagen. Gärtner war damals ein beliebtes Umschulungsziel, was eigentlich intuitiv gar nicht so falsch ist, weil ein Gärtner lernen muss Geduld zu haben und Entwicklungen abzuwarten. Welche Haltung also, welches Vorgehen ist für die Entwicklung förderlich? Das ersehnte Ziel prinzipiell abzulehnen – außer es ist objektiv völlig unmöglich –, ist nicht sinnvoll. Besteht aber eine wenngleich geringe Chance, ist es sinnvoll, das große Ziel und den Plan nicht abzulehnen, sondern – ohne die Schwierigkeiten zu verleugnen – eher wohlwollend zu reagieren. Man könnte das große Ziel im Auge behalten, aber den Weg dahin in kleine Etappen unterteilen, die der Patient dann mit Unterstützung des Therapeuten abarbeiten kann.

7.8 Umgang mit Träumen

Es ist sinnvoll, Patienten darauf hinzuweisen, dass es günstig sein könne, wenn sie ihre Träume in der Sitzung erzählen. Daraus könnten sich wertvolle Hinweise für die gemeinsame Arbeit ergeben. So kommt es nicht selten vor, dass zum Beispiel Themen, die man in der Stunde bespricht, im Traum wieder aufgegriffen oder weiter entwickelt werden. Man könnte vielleicht zusätzlich auch noch bemerken, dass bereits allein die Tatsache, dass im Traum Ereignisse, Konflikte und Probleme Gestalt annehmen, für die Entwicklung förderlich sein könnte. Nach dem weiter oben Dargestellten kann man das Erzählen eines Traums unter zweierlei Blickwinkeln betrachten und in der Therapie bearbeiten: als eine gelebte interpersonelle Erfahrung und als Botschaft. Träume haben einen Inhalt, den man entschlüsseln kann.

Unter dem Blickwinkel der Interpersonalität stärkt die Arbeit mit Träumen eine Beziehung zweier getrennter Individuen. Ein Patient gibt mit dem Erzählen des Traums einen Kredit, er stellt eine Frage will wissen, wie der Therapeut darauf reagiert und was er dazu zu sagen hat. Durch den Traum gibt es außerdem ein Drittes, auf das sich Patient und Therapeut in einer geteilten Erfahrung beziehen und nachdenken.

Im Einzelnen hängt der Umgang mit dem Traum von der Ich-Organisation des Patienten ab. Im Extremfall kann ein Patient gar nicht Traum und Wirklichkeit unterscheiden. Hier besteht die therapeutische Aufgabe darin, an diesem Unterschied zu arbeiten. Die Arbeit an den Inhalten des Traums erweist sich abhängig davon, wie viel Stabilität ein Patient besitzt, als fruchtbar. Ist sein Ich noch sehr instabil, gibt der Traum vielleicht nur dem Therapeuten wertvolle Hinweise, während eine gemeinsame Erkundung noch gar nicht möglich ist.

> Ein Patient träumt eine Szene in der U-Bahn. Ein hübsches Mädchen ist nahe bei ihm, dann weiß er nicht mehr genau, was unmittelbar danach passiert ist: Entweder sei das Mädchen ihm oder er dem Mädchen zärtlich näher gekommen. Plötzlich habe jemand Polizei geschrien, alles sei plötzlich ein Chaos gewesen, mehrere Morde seien passiert, ein riesiger wilder Elefant sei aufgetaucht. Überall sei Polizei gewesen.

In diesem Fall eines noch sehr instabilen Patienten mit einem in der therapeutischen Beziehung sehr deutlich spürbaren Dilemma, kann der Therapeut einiges sehen, was sich bereits aus den Erzählungen des Patienten angedeutet hatte: eine große Angst in intimen Beziehungen die Kontrolle zu verlieren, Angst vor der eigenen Impulsivität und Aggressivität (der Elefant) und die damit verbundene Schwierigkeit zwischen Ich und Anderer zu differenzieren. In diesem Fall sollte man den Traum und die Traumerzählung als interpersonelles Ereignis begrüßen und anerkennen. Man sollte auch seinen Inhalt gemeinsam betrachten, ihn auf reale Erfahrungen beziehen und sich vor allem auch erkundigen, ob der Traum dem Patienten etwas sage. Ein Versuch der Interpretation wäre sicher möglich, aber wenig erfolgversprechend, weil die basalen interpersonellen Schwierigkeiten noch gar nicht primär repräsentiert sind. Sobald ein Ich stabiler wird und es möglich ist, in einen dialogischen Austausch über den Traum zu treten, sollte dies jedoch versucht werden.

> Eine Patientin kocht im Traum für eine große Menschenmenge: Einen riesigen Topf voller guter Speisen. Als sie einen Moment die Küche verlässt, um Luft zu holen, ist alles weggegessen.

Die gleiche Patientin träumt etwa ein halbes Jahr später Folgendes:

> Sie fährt mit einem Boot, in dem ein Krokodil liegt. Ein Mann gibt ihr ein Messer, sie soll dem Krokodil den Hals durchschneiden. Sie wacht entrüstet auf.

Diese Patientin kann gut Wahrnehmung und Traum unterscheiden. Das Dilemma wurde abgemildert, und es ist nun möglich, auch einsichtsorientiert zu arbeiten. Im ersten Traum wurde mithilfe der Patientin erkannt, dass es wohl darum gehe, dass sie viel zu viel für andere tue, sodass ihr praktisch die Luft weg bleibt und sie gar nicht mehr dazu kommt, überhaupt wahrzunehmen, was sie will, geschweige denn dazu in der Lage ist, dafür zu kämpfen. Bezogen auf den zweiten Traum wurde die Hypothese gebildet, dass es um ihre gefesselte Aggression geht, vor der sie Angst habe, die sie jedoch auch nicht auslöschen wolle. Sie könne sich entrüsten, einen Widerstand dagegen spüren. Es wurde darauf eine Metapher für die nicht oder nur sehr rudimentär erlebbare und nicht formbare Aggressivität gebildet, und die Problematik auf die Biografie und bei passender späterer Gelegenheit auch auf die therapeutische Beziehung bezogen. Es lagen massive biografische Gründe dafür vor, dass es zu diesem Dilemma zwischen selbst- und objektbezogenen Tendenzen gekommen war und dass sie vor dem Erleben eigener Wünsche und ihrer Selbstkonstituierung zurückschreckte.

7.9 Umgang mit einer Exazerbation der Psychose während der Behandlung

Beim therapeutischen Vorgehen kann man Prophylaxe von einem Reagieren in der Krisensituation unterscheiden. Was die Prophylaxe betrifft, so ist es notwendig, dass man sich ein genaues Bild der Vorgeschichte macht und in Erfahrung bringt, ob und wie häufig Rezidive oder Verschlechterungen bisher aufgetreten und wie dramatisch oder bedrohlich die akuten Psychosen jeweils verlaufen sind. Insbesondere sollte nach Gefährdungsmomenten gefragt werden, das heißt, insbesondere nach aggressiven oder suizidalen Gedanken, Impulsen oder Handlungen oder entsprechenden psychotischen Symptomen (z. B. imperative Phoneme, Gedankeneingebung) gab. Es ist auch wichtig zu erfragen, welche sozialen Folgen eine Exazerbation möglicherweise hätte – denken wir an den Beruf, das Jugendamt, den Führerschein etc. Dazu gehören auch Fragen, ob ein Patient wiederholt nach dem eigenmächtigen Absetzen der Medikamente akut psychotisch wurde, ob er noch dazu in der Lage war, während der Psychose Ratschläge anzunehmen, ob die akute Psychose ambulant oder stationär behandelt werden konnte und ob die stationäre Aufnahme freiwillig war oder gegen den Willen des Patienten bzw. unter Androhung oder Ausübung von Gewalt vonstattenging. Ebenso sollte man sich über die Begleitumstände von Exazerbationen oder Krisen informieren. Sich dieser Thematik, falls sie in der Vorgeschichte eine Rolle spielte, nicht ausführlich zuzuwenden, entspräche einer Abwehr des Therapeuten. Er würde wichtige Ereignisse nicht realisieren, sondern ausblenden, was eine gewisse Ähnlichkeit mit psychotischen Mechanismen aufweist. Es mag auch wichtig sein, dass der Therapeut bereits vorab anfragt, ob der Patient die Rückmeldung des Therapeuten, dass er eventuell wieder psychotisch(er) sei, auch annehmen könne. Die Erfahrungen früherer Krisen können in einen Krisenplan eingehen, den der Patient vielleicht sogar schon mitbringt. Andererseits sollte der Therapeut auch vermitteln, dass eine Krise in den meisten Fällen »kein Beinbruch« ist, und die Psychotherapie optimalerweise weiterläuft oder nach der Krise fortgesetzt werden kann.

Im Falle der Exazerbation kann man häufig mit dem Patienten eine Entlastung, eine Änderung der Medikation oder sonstige Maßnahmen entsprechend der oben genannte Planung vereinbaren, oder falls dies in einer anderen Hand liegt, diesbezüglich einen Nottermin ausmachen. Wenn die psychotische Symptomatik kein bedrohliches Ausmaß angenommen hat, kann man zusätzlich kürzere Telefonate zwischen den Sitzungen vereinbaren. Besteht eine belastbare therapeutische Beziehung, so kann man unter Umständen gemeinsam mit dem Patienten ein Abklingen der Symptomatik erreichen – manchmal, in dem der Patient durch eine Bearbeitung der Auslöser der Krise in der Therapie Entlastung erfährt. Ist die Symptomatik hingegen massiv, kann ein abgestuftes Einschalten von Angehörigen, komplementären Betreuern, Mitarbeitern des Krisendienstes, Notarzt, Polizei oder Mitarbeitern des Sozialpsychiatrischen Dienstes notwendig werden.

7.10 Umgang mit Aggression

Kritische Situationen in Therapien mit Psychosepatienten kommen – so zeigen es therapeutische Erfahrungen – nicht häufiger vor als bei der Therapie anderer schwerwiegender Störungsbilder. Hat man sich einen Überblick über die Anamnese im Hinblick auf aggressive Verhaltensweisen und deren Grundlage (Anspannung und Impulsivität, Angst und wahnhafte Verkennung, imperative Phoneme, Fremdbeeinflussungserleben, Substanzkonsum usw.) sowie über Vorstrafen, Bewährungsauflagen etc. verschafft, so geht es in einem ersten Schritt darum, dass ein Therapeut sich überlegt, wie viel er sich zumuten kann und will. Ein Therapeut sollte seine möglicherweise aufkommenden Bedenken und ihn beunruhigende Gefühle dabei ganz ernst nehmen. Wenn die Vorstellung, einen Patienten in Therapie zu nehmen, nicht sehr schnell einem sicheren Gefühl weicht, wäre es besser, dass er dem Patienten erklärt, dass er leider nicht über die Methoden verfüge, um ihm weiterhelfen zu können. Beim Treffen einer solchen Entscheidung macht es natürlich auch einen Unterschied, ob ein Therapeut in

Einzelpraxis oder in einer Institution mit vielen Kollegen arbeitet, die schnell zur Stelle sein können, was das Sicherheitsgefühl erhöht. Konkrete Vereinbarungen mit dem Patientenbei entsprechender Vorgeschichte, zum Beispiel hinsichtlich der Medikation, können hilfreich sein (siehe Kapitel 7.1). Es gibt zwar keinen unausweichlichen Automatismus, aber es wäre doch eher leichtfertig zu denken, dass einem Therapeuten schwierige Situationen, die in der Vergangenheit aufgetreten sind, in der Zukunft erspart bleiben.

Hat ein Therapeut sich entschieden, einen Patienten mit Eigen- oder Fremdgefährdung in der Vorgeschichte in Behandlung zu nehmen, so sollte er für sich überlegen, wie er selbst im Krisenfall reagieren könnte. Dazu gehören die Möglichkeit, sich in der Krise an Kollegen zu wenden, einen Supervisor zur Beratung hinzuzuziehen sowie die Kontakt mit Angehörigen, mit Krisendiensten und stationären Einrichtungen aufzunehmen. Man sollte auch darüber Bescheid wissen, was genau zu tun ist, wenn der seltene Fall eintritt, dass eine Zwangseinweisung notwendig werden sollte. Sinnvoll kann es sein, wenn man einen Kontakt schon vor einer Krise – etwa mit dem behandelnden Psychiater, der für die medikamentöse Behandlung zuständig ist – herstellt. Diese Maßnahmen der Selbstfürsorge sollten durch Gespräche mit dem Patienten ergänzt werden, in denen mögliche Krisensituationen und das jeweilige Vorgehen diskutiert und dann in einem Konsens gemeinsam vereinbart werden. Bei der Erstellung dieses Krisenplans ist eine »Verhandlungsführung«, die weder übertrieben ängstlich noch übertrieben leichtsinnig ist, günstig. Damit hat man sich eine Art Rahmen für schwierige Situationen verschafft, auf den man gegebenenfalls zurückkommen kann. Das kann helfen, im Krisenfall eine Eskalation zu vermeiden oder abzuschwächen.

Kommt es trotz dieser Maßnahmen zu einer akuten Krise mit Aggression, kann das folgende Vorgehen hilfreich sein: Entsteht in einer Sitzung eine bedrohliche Situation, in der der Therapeut das Gefühl hat, dass der Patient aggressiv werden könnte, könnte man versuchen die Situation durch eine Äußerung wie »Bitte beruhigen Sie sich« zu entschärfen oder, falls eine akute Eskalation droht und ruhig und fest sagen: »Jetzt habe ich Angst um mich und auch um Sie«. Lässt die Bedrohung nicht nach, ist es wohl wie Rom (2007) vorschlägt, sinnvoll, die Sitzung vorzeitig zu beenden. Man könnte dabei darauf hinweisen, dass eine aktuell zu große Spannung besteht, weswegen für den heutigen Tag ein Abbruch der Sitzung notwendig sei und dies dann auch umgehend durch sein Handeln (Aufstehen, Gang zur Tür etc.) in die Tat umsetzen. Eine solche Situation und das weitere Vorgehen sollten dann in einer Supervision und unbedingt mit dem Patienten, sollte die Therapie fortgesetzt werden, besprochen werden.

7.11 Umgang mit Suizidalität

Suizidalität gehört zu den schwierigsten Situationen in der psychodynamischen Therapie der Schizophrenie. Wichtig ist es, das Thema, sobald sich geringste Hinweise dafür ergeben, ohne Aufregung anzusprechen und nachzufragen. Die Fragen, die bei Suizidalität gestellt werden, müssen hierbei dem Zustand des Patienten angepasst werden: Hat der Patient schon mal darüber nachgedacht, sich das Leben zu nehmen? Wann hat er darüber zuletzt nachgedacht? Hat er sich schon überlegt, wie er es tun würde? Sollte darüber bereits eine Vorstellung bestehen, ist nach konkreten Vorbereitungsmaßnahmen zu fragen – all diese Fragen können nur gestellt werden, wenn klar ist, dass der Patient dies nicht als Aufforderung empfinden könnte. Wenn ein Patient erzählt, dass die Stimmen ihm befehlen, sich umzubringen, kann man nachfragen, ob eine Gefahr besteht, dass der Patient das auch tut. Wie weiter oben (Kapitel 7.3) besprochen, ist es in diesem Fall sinnvoll, wenn der Therapeut gegen die Stimmen Partei für das Überleben des Patienten ergreift. Er könnte etwa sagen: »Ich bin dafür, dass sie sich gar nichts von den Stimmen sagen lassen und sich nicht einem solchen Befehl unterwerfen.« Partei für das Leben und das Überleben des Patienten gilt es auch dann zu ergreifen, wenn der Patient keine Hoffnung sieht, keine Zukunftsperspektive zu haben glaubt oder der Meinung ist, es wäre das Beste, er nehme sich das Leben. Besondere diesbezügliche Aufmerksamkeit sollten Patienten mit postpsychotischer Depression erfahren, insbesondere dann, wenn prämorbid ein hohes Leistungsniveau bestand und in der Psychose »viel verloren« wurde. Der Therapeut kann auf den aktuellen Zustand des Patienten verweisen, in dem er eine »schwarze Brille« trägt bzw. einen »Tunnelblick« hat und deswegen sich und seinen Zustand gar nicht als etwas, was auch wieder vergeht, sehen kann. Der Therapeut versucht also durch eine Rekontextualisierung des vom Patienten als »ewig« erlebten verzweifelten Zustands in ein Zeitraster, wieder Hoffnung ins Spiel zu bringen. Gleichzeitig müssen Gefühle des Verlustes und der Trauer auch anerkannt werden. Natürlich ersparen diese Interventionen letztlich nicht, dass man sich häufig auch explizit erkundigen muss, ob akute Lebensgefahr besteht. Man könnte fragen: »Sind Sorgen um Ihr Leben angebracht?« Kann ein Patient glaubhaft versichern, dass er sich bis zur nächsten Stunde nichts antut, kann man unter Umständen diesen Weg wählen und vielleicht auch ein Telefonat oder eine Extrasitzung anbieten. Wichtig ist allerdings, dass der Therapeut ein *eigenes* Gefühl zur akuten Lebensgefahr des Patienten entwickelt und hier insbesondere auch die Patienten reflektiert, die im Hinblick auf ihre Stimmungslage schwer einschätzbar, »blass« oder anspruchslos scheinen oder bei denen sich die gewohnte Nähe im Kontakt nicht mehr herstellen lässt. Er sollte aber auch an sich und seine emotionale Belastung denken und es gegebenenfalls klar vertreten können, dass eine stationäre oder stationsersetzende Behandlung notwendig ist. Nur ganz selten sind auch Zwangsmaßnahmen unumgänglich. Die Erfahrung zeigt, dass die Patienten den Therapeuten im Nachhinein nichts nachtragen und dass es dadurch praktisch nie zu einem Therapieabbruch kommt. Wenn man nach Abklingen der Krise die Situation offen bespricht und der Therapeut seine Entscheidung erklärt, verstehen Patienten das Handeln des Therapeuten in den allermeisten Fällen als einen Einsatz für ihr Leben. Insofern ist es nicht notwendig, dass man sich als Therapeut aus Angst durch ein solches Vorgehen die Therapie zu zerstören, in eine Situation der quälenden Handlungsunfähigkeit begibt.

8 Ergänzungen zu Behandlungsabschnitten

8.1 Umgang mit Ersterkrankung

Besonders in den Fällen, in denen jemand sich erstmalig in einem akuten Zustand der Desorganisation des Ich befindet, ist eine psychotherapeutische Intervention dringend erforderlich. Der Patient erlebt Eindrücke als intrusiv, sie überfluten ihn, er hat Angst, durch eine falsche Bewegung sich oder die Welt zu zerstören, er weiß nicht mehr, wem er trauen kann. Er hat keinerlei Außenperspektive, kann seinen Zustand in keiner Weise einordnen und als etwas begreifen, was wieder vergehen wird.

Die psychotherapeutische Intervention besteht im Versuch, diese Außenperspektive einzuführen. Je nach Vorbildung etc. des Patienten und der Beobachtung seines Zustandes, sollte man zumindest versuchen, zwei Informationen zu vermitteln. Man vermittelt erstens dem Patienten, dass er sich in einem Zustand befindet, der als eine Folge von extremem Stress bekannt ist. Unter Umständen kann man diesen Zustand, je nach den Informationen, die man hat, auch konkretisieren (»Das Kind erhält einen Namen«). Und man gibt zweitens für den Zustand eine kurze Erklärung und einen zeitlichen Rahmen, etwa indem man daraufhinweist, dass solche Zustände auch wieder vergehen. Man sollte möglichst auch einen Anlass hinzufügen, etwa eine vorhergehende Trennung. Bei diesem Vorgehen geht es keineswegs darum, durch eine schnelle Deutung die Psychose abzumildern, sondern darum, für den Patienten die Möglichkeit zu eröffnen, seinem bedrohlichen und existenziell verunsichernden Zustand einen kausalen und zeitlichen Kontext zu geben und dadurch auch wieder Hoffnung möglich zu machen.

8.2 Umgang mit drohendem Behandlungsabbruch

Kommt ein Patient einfach nicht, so hat man unter Umständen bereits festgelegt, was in diesem Fall zu tun ist. Auf jeden Fall sollte man aber versuchen, von sich aus die Beziehung zum Patienten wieder aufzunehmen (Roussillon, 1999). Das gilt auch, wenn der Patient wütend die Sitzung abgebrochen hat. Man könnte zum Beispiel in einem Brief (E-Mail, SMS, Telefonat) darauf hinweisen, dass man auf den Patienten gewartet habe, er aber nicht gekommen sei. Man könnte ihn an die gemeinsame Abmachung (Therapie) erinnern, ihm aber auch zugestehen, die Behandlung zu beenden. Hier ist ein sensibles Vorgehen erforderlich. Wenn man sofort oder vorschnell davon ausgeht, dass der Patient die Behandlung abbricht, erzeugt man unter Umständen bei ihm das Gefühl, man habe darauf gewartet (Problem der »schlafenden Hunde«). Man muss also versuchen, den richtigen Ton für den jeweiligen Patienten zu treffen. Man könnte ganz unverbindlich nachfragen, ob vielleicht ein Termin-Missverständnis besteht, und auf den nächsten Termin verweisen. Wollte der Patient nur wissen, ob sein Fernbleiben von Therapeuten wahrgenommen wurde, kommt er nach einer solchen Nachricht unter Umständen einfach wieder zu den Sitzungen. Hat der Patient sich klar geäußert oder reagiert er nach einer ersten Nachricht des Therapeuten so, kann man um ein klärendes oder auch abschließendes Gespräch bitten.

8.3 Beendigung der Behandlung

Das Ende der Behandlung sollte bereits in den frühen Phasen der Therapie thematisiert werden. Es gibt allerdings einige Patienten mit der Diagnose Schizophrenie, für die eine Beendigung der Behandlung nicht erfolgen kann. Sie benötigen dauerhafte therapeutische Hilfe. Das muss nicht jede Woche sein, sondern beispielsweise alle 14 Tage eine halbe Stunde oder in noch niedrigerer Frequenz. Der Therapeut kann hier als Brücke zur Realität fungieren und eine Verschlechterung der Erkrankung verhindern. Das Ende der Behandlung sollte bereits in den frühen Phasen der Therapie thematisiert werden. Für Patienten, die eine Trennung vom Therapeuten verkraften können – die große Mehrzahl –, ist es wichtig, das Thema präsent zu halten und gemeinsam mit dem Patienten über die Zeit danach zu sprechen und zu fantasieren. Rom (2007) hat dies eindrücklich beschrieben. Die meisten Therapeuten sehen den Abschied nicht als den Zeitpunkt, von dem an die Beziehung ein für alle Mal beendet sein muss, sondern sehen sich als einen Stützpunkt, den der Patient im Krisenfall auch wieder anlaufen kann, was aber nicht bedeutet, dass dann eine erneute Therapie anstehen muss. Der Therapeut könnte etwa dem Patienten sagen, dass er ja hier (in der Praxis) zu finden und erreichbar sei, dass er sich aber am meisten freue, wenn er gar nicht mehr gebraucht werde. Einige Patienten kommen nach einer Therapie in großen Abständen (einmal im Jahr oder alle halbe Jahre) in der Praxis vorbei oder sie melden sich ab und zu durch eine Nachricht. Im Moment des Abschieds, der nicht dramatisch verlaufen muss, wäre es auch kein Fehler, so Mentzos (pers. Mitteilung) wenn der Therapeut sich eine Träne aus dem Auge wischte.

Literatur

Abu-Akel, A. & Bailey, A. L. (2000). The possibility of different forms of theory of mind impairment in psychiatric and developmental disorders. *Psychol Med, 30*, 735–738.

Achim, A. M., Ouellet, R., Roy, M. A. & Jackson, P. L. (2011). Assessment of empathy in first-episode psychosis and meta-analytic comparison with previous studies in schizophrenia. *Psychiatry Res, 190*, 3–8.

Aderhold, V., Weinmann, S., Hagele, C. & Heinz, A. (2015). [Frontal brain volume reduction due to antipsychotic drugs?]. *Nervenarzt, 86*, 302–323.

Aebi, E. (2004). »Ein Zimmer für sich allein«. Ein Kommentar zum Beitrag von Thomas Müller. In G. Lempa & E. Troje (Hrsg.), *Psychoanalytische Technik, ihre Anwendung und Veränderung in der Psychosentherapie* (S. 79–84). Göttingen: Vandenhoeck & Ruprecht.

Alanen, Y. O. (2005). »Integrierte und individualisierte psychodynamische Behandlung schizophrener Patienten: Erfahrungen aus Finnland«. Zitat aus diesem Vortrag auf der Berliner überregionalen Weiterbildung in analytischer Psychosentherapie, Charité Berlin.

Alanen, Y. O. (2007). Integrierte und individualisierte psychodynamische Behandlung schizophrener Patienten. Erfahrungen aus Finnland. In D. von Haebler, T. Müller & N. Matejek (Hrsg.), *Perspektiven und Ergebnisse der psychoanalytischen Psychosentherapie. Forum der Psychoanalytischen Psychosentherapie* (Bd. 17, S. 45–67). Göttingen: Vandenhoeck & Ruprecht.

Alanen, Y. O. (2014). Menschen, die an einer schizophrenen Psychose erkrankt sind – die am wenigsten verstandenen Menschen in unserer Welt. In G. Lempa & E. Troje (Hrsg.), *Zwischen Biologie und Biographie. Forum der psychoanalytischen Psychosentherapie* (Bd. 30, S. 35–57). Göttingen: Vandenhoeck & Ruprecht.

Alvarez-Jimenez, M., O'Donoghue, B., Thompson, A., Gleeson, J. F., Bendall, S., Gonzalez-Blanch, C., Killackey, E., Wunderink, L. & McGorry, P. D. (2016), *Beyond Clinical Remission in First Episode Psychosis: Thoughts on Antipsychotic Maintenance vs. Guided Discontinuation in the Functional Recovery Era. CNS Drugs* (epub ahead of print).

Arbeitskreis OPD (2006). *Operationalisierte Psychodynamische Diagnostik OPD-2. Das Manual für Diagnostik und Therapieplanung.* Bern: Huber.

Balestriere, L. (2007). The work of the psychoanalyst in the field of psychosis. *Int J Psychoanal, 88*, 407–421.

Balint, M. (1970 [1968]). *Therapeutische Aspekte der Regression. Die Theorie der Grundstörung.* Stuttgart: Klett-Cotta.

Barkl, S.J., Lah, S., Harris, A.W. & Williams, L.M. (2014). Facial emotion identification in early-onset and first-episode psychosis: a systematic review with meta-analysis. *Schizophr Res, 159*, 62–69.

Baron-Cohen, S. & Swettenham, J. (1996). The relationship between SAM and ToMM. In P. Carruthers & P.K. Smith (Hrsg.), *Theories of theories of mind* (S. 158–168). Cambridge: Cambridge University Press.

Bateman, A.W. & Fonagy, P. (2015). *Handbuch Mentalisieren*. Gießen: Psychosozial-Verlag.

Benedetti, G. (1992). *Psychotherapie als existenzielle Herausforderung*. Göttingen: Vandenhoeck & Ruprecht.

Benedetti, G. (1994). *Todeslandschaften der Seele*. Göttingen: Vandenhoeck & Ruprecht.

Benedetti, G. (1998). *Psychotherapie als existenzielle Herausforderung*. 2. Auflage. Göttingen: Vandenhoeck & Ruprecht.

Bentall, R.P., de Sousa P., Varese, F., Wickham, S., Sitko, K., Haarmans, M. & Read, J. (2014). From adversity to psychosis: pathways and mechanisms from specific adversities to specific symptoms. *Soc Psychiatry Psychiatr Epidemiol, 49*, 1011–1022.

Berry, K., Barrowclough, C. & Wearden, A. (2007). A review of the role of adult attachment style in psychosis: unexplored issues and questions for further research. *Clin Psychol Rev, 27*, 458–475.

Berry, K., Barrowclough, C. & Wearden, A. (2008). Attachment theory. A framework for understanding symptoms and interpersonal relationships in psychosis. *Behav Res Ther, 46*, 1275–1282.

Berry, K., Ford, S., Jellicoe-Jones, L. & Haddock, G. (2013). PTSD symptoms associated with the experiences of psychosis and hospitalisation: a review of the literature. *Clin Psychol Rev, 33*, 526–538.

Bertenthal, B.I., Proffitt, D.R. & Cutting, J.E. (1984). Infant sensitivity to figural coherence in biomechanical motions. *J Exp Child Psychol, 37*, 213–230.

Bion, W.R. (1959). Angriffe auf Verbindungen. In ders. (2013), *Frühe Vorträge und Schriften* (S. 105–124). Frankfurt a.M.: Brandes & Apsel.

Bion, W.R. (1962a). Eine Theorie des Denkens. In ders. (2013), *Frühe Vorträge und Schriften* (S. 125–135). Frankfurt a.M.: Brandes & Apsel.

Bion, W.R. (1962b [2013]). *Learning from experience*. London, New York: Karnac.

Bion, W.R. (1965). *Transformations*. New York: Basic Books.

Bion, W.R. (1982). *Long Week- End* (Ed. F. Bion). London, Karnac.

Bischof-Köhler, D. (1994). Selbstobjektivierung und fremdbezogene Emotionen. Identifikation des eigenen Spiegelbildes, Empathie und prosoziales Verhalten. Self object and interpersonal emotions. Identification of own mirror image, empathy and prosocial behavior in the 2nd year of life. *Z Psychol Z Angew Psychol, 202*, 349–377.

Blankenburg, W. (2012 [1971]). *Der Verlust der natürlichen Selbstverständlichkeit*. Berlin: Parodos.

Bleuler, E. (1983). *Lehrbuch der Psychiatrie*. 15. Auflage. Berlin, Heidelberg, New York: Springer.

Bock, T. & Heinz, A. (2016). *Psychosen. Ringen um Selbstverständlichkeit*. Köln: Psychiatrie-Verlag.

Bollas C. (2015). *When the Sun bursts. The Enigma of Schizophrenia*. New Haven & London: Yale University Press.

Bouchard, M.A., Lecours, S., Tremblay, L.-M., Target, M., Fonagy, P., Schachter, A. & Stein, H. (2008). Mentalization in adult attachment narratives: reflective functioning, mental states, and affect elaboration compared,. *Psychoanalytic Psychology, 25*, 47–66.

Bowlby, J. (1973). *Attachment and Loss. Vol. 2*. Separation: Anxiety and Anger. London: Hogarth Press and the Institute of Psycho-Analysis.

Brent, B.K. & Fonagy, P. (2014). A mentalization-based treatment approach to disturbances of social understanding in schizophrenia. In P.H. Lysaker, G. Dimaggio & M. Brüne (Hrsg.), *Social*

Cognition and Metacognition in Schizophrenia: Psychopathology and Treatment Approaches (S. 245–259).Elsevier, London, Waltham, San Diego: Academic Press.

Brent, B.K., Holt, D.J., Keshavan, M.S., Seidman, L.J. & Fonagy, P. (2014a). Mentalization-based treatment for psychosis: linking an attachment-based model to the psychotherapy for impaired mental state understanding in people with psychotic disorders. *Isr J Psychiatry Relat Sci, 51*, 17–24.

Brent, B.K., Seidman, L.J., Thermenos, H.W., Holt, D.J. & Keshavan, M.S. (2014b). Self-disturbances as a possible premorbid indicator of schizophrenia risk: a neurodevelopmental perspective. *Schizophr Res, 152*, 73–80.

Brooks, R. & Meltzoff, A.N. (2015). Connecting the dots from infancy to childhood: a longitudinal study connecting gaze following, language, and explicit theory of mind. *J Exp Child Psychol, 130*, 67–78.

Brown, E.C., Gonzalez-Liencres, C., Tas, C. & Brüne, M. (2016). Reward modulates the mirror neuron system in schizophrenia: A study into the mu rhythm suppression, empathy, and mental state attribution. *Soc Neurosci, 11*, 175–186.

Brüne, M. (2005). »Theory of mind« in schizophrenia: a review of the literature. *Schizophr Bull, 31*, 21–42.

Brüne, M. & Bodenstein, L. (2005). Proverb comprehension reconsidered--›theory of mind‹ and the pragmatic use of language in schizophrenia. *Schizophr Res, 75*, 233–239.

Bruns, G. (2012). Gefährliche Nähe – Trauma und schizophrenes Dilemma. *Forum Psychoanal, 28*, 225–243.

Buchholz, M.B. (2013). Über kommunikative Architektur. *Psycho-News-Letter Nr. 95*

Buchholz, M.B. (2014). Patterns of empathy as embodied practice in clinical conversation. A musical dimension. *Front Psychol, 5*, 349.

Burnham, D.L. (1969). *Schizophrenia and the need-fear-dilemma*. New York: Int. University Press.

Buttelmann, D., Over, H., Carpenter, M. & Tomasello, M. (2014). Eighteen-month-olds understand false beliefs in an unexpected-contents task. *J Exp Child Psychol, 119*, 120–126.

Carpenter, M., Nagell, K. & Tomasello, M. (1998). Social cognition, joint attention, and communicative competence from 9 to 15 months of age. *Monogr Soc Res Child Dev, 63*, i–143.

Carruthers, P. (2009). How we know our own minds: the relationship between mindreading and metacognition. *Behav Brain Sci, 32*, 121–138.

Chambers, R.A., Krystal, J.H. & Self, D.W. (2001). A neurobiological basis for substance abuse comorbidity in schizophrenia. *Biol Psychiatry, 50*,71–83.

Chartrand, T.L. & Lakin, J.L. (2013). The antecedents and consequences of human behavioral mimicry. *Annu Rev Psychol, 64*, 285–308.

Ciullo, V., Spalletta, G., Caltagirone, C., Jorge, R.E. & Piras, F. (2016). Explicit Time Deficit in Schizophrenia: Systematic Review and Meta-Analysis Indicate It Is Primary and Not Domain Specific, 1. *Schizophr Bull, 42*, 505–518.

Cohen, A.S., Minor, K.S. & Najolia, G.M. (2010). A framework for understanding experiential deficits in schizophrenia. *Psychiatry Res, 178*, 10–16.

Cohen, A.S., Najolia, G.M., Brown, L.A., Minor, K.S. (2011). The state-trait disjunction of anhedonia in schizophrenia: potential affective, cognitive and social-based mechanisms. *Clin Psychol Rev, 31*, 440–448.

Conrad, K. (1958). *Die beginnende Schizophrenie. Versuch einer Gestaltanalyse des Wahns*. Stuttgart: Thieme.

Cook, R., Bird, G., Catmur, C., Press, C., Heyes, C. (2014). Mirror neurons: from origin to function. *Behav Brain Sci, 37*, 177–192.

Corcoran, R. & Frith, C.D. (2003). Autobiographical memory and theory of mind: evidence of a relationship in schizophrenia. *Psychol Med, 33*, 879–905.

Decety, J. (2010). The neurodevelopment of empathy in humans. *Dev Neurosci, 32*, 257–267.

Deserno, H. (2006). Die gegenwärtige Bedeutung von Symboltheorien für die psychoanalytische Praxis und Forschung. In H. Böker (Hrsg.), *Psychoanalyse und Psychiatrie* (S. 346–358). Heidelberg: Springer Medizin Verlag.

Dornes, M. (2002). Der virtuelle Andere. Aspekte vorsprachlicher Intersubjektivität. *Forum der Psychoanalyse, 18*, 303–331.

Dornes, M. (2013). *Die Seele des Kindes*. Frankfurt a.M.: Fischer.

Dührsen, S. (2005). Die Wiederherstellung der Zeit in der ambulanten Psychotherapie mit Psychosekranken. *Forum der Psychoanalyse, 21*, 234–241.

Dümpelmann, M. (2003). Traumatogene Aspekte bei psychotischen Krankheitsbildern. *Selbstpsychologie, Heft 12*, 184–206.

Elvevag, B., Helsen, K., de Hert, M., Sweers, K. & Storms, G. (2011). Metaphor interpretation and use: a window into semantics in schizophrenia. *Schizophr Res, 133*, 205–211.

Falkenberg, I., Bartels, M. & Wild, B. (2008). Keep smiling! Facial reactions to emotional stimuli and their relationship to emotional contagion in patients with schizophrenia. *Eur Arch Psychiatry Clin Neurosci, 258*, 245–253.

Federn, P. (1956). *Ichpsychologie und die Psychosen*. Frankfurt a.M.: Suhrkamp.

Fett, A.K., Viechtbauer, W., Dominguez, M.D., Penn, D.L., van Os, J. & Krabbendam, L. (2011). The relationship between neurocognition and social cognition with functional outcomes in schizophrenia: a meta-analysis. *Neurosci Biobehav Rev, 35*, 573–588.

Fonagy, P. & Allison, E. (2014). The role of mentalizing and epistemic trust in the therapeutic relationship. *Psychotherapy (Chic), 51*,372–380.

Fonagy, P., Gergely, G., Jurist, E. & Target, M. (2002). *Affektregulierung, Mentalisierung und die Entwicklung des Selbst*. Stuttgart: Klett-Cotta.

Fonagy, P. & Luyten, P. (2009). A developmental, mentalization-based approach to the understanding and treatment of borderline personality disorder. *Dev Psychopathol, 21*, 1355–1381.

Fonagy, P., Moran, G.S., Edgcumbe, R., Kennedy, H. & Target, M. (1993). The roles of mental representations and mental processes in therapeutic action. *Psychoanal Study Child, 48*, 9–48.

Fonagy, P. & Target, M. (1996). Playing with reality: I. Theory of mind and the normal development of psychic reality. *Int J Psychoanal, 77*(Pt 2), 217–233.

Fonagy, P. & Target, M. (1997). Attachment and reflective function: their role in self-organization. *Dev Psychopathol, 9*, 679–700.

Foroni, F. & Semin, G.R. (2011). When does mimicry affect evaluative judgment? *Emotion, 11*, 687–690.

Freud, S. (1894a). Die Abwehr-Neuropsychosen. Versuch einer psychologischen Theorie der acquirierten Hysterie, vieler Phobien und Zwangsvorstellungen und gewisser hallucinatorischer Psychosen. In ders., *GW I* (S. 59–74).

Freud S. (1905b [1890]). Psychische Behandlung (Seelenbehandlung) In ders., *GW V*, 287–315.

Freud, S. (1911c [1910]). Psychoanalytische Bemerkungen über einen autobiographisch beschriebenen Fall von Paranoia (Dementia paranoides). In ders., *GW VIII*, S. 239–316.

Freud, S. (1912e). Ratschläge für den Arzt bei der psychoanalytischen Behandlung. *GW VIII*, S. 376–387.

Freud, S. (1915e). Das Unbewußte. In ders., *GW X*, S. 264–303.

Freud, S. (1916–17a). Vorlesungen zur Einführung in die Psychoanalyse. *GW XI*.

Freud, S. (1916–17f). Metapsychologische Ergänzungen zur Traumlehre. In ders., *GW 10*, 412–426.

Freud, S. (1920g). Jenseits des Lustprinzips. *GW XIII*, S. 1–69

Freud, S. (1924b [1923]). Neurose und Psychose. In ders., *GW XIII*, S. 387–391.

Freud, S. (1930a). *Das Unbehagen in der Kultur. GW XIV.*

Frith, C.D. (1992). *The Cognitive Neuropsychology of Schizophrenia.* Hove, UK: Lawrence Erlbaum Associates,

Frith, C.D. (2004). Schizophrenia and theory of mind. *Psychol Med, 34,* 385–389.

Frith, U. & Frith, C.D. (2003). Development and neurophysiology of mentalizing. *Philos Trans R Soc Lond B Biol Sci, 358,* 459–473.

Fuchs, T. (2013). Zeitlichkeit und Psychopathologie, Vortrag am 13.04.2013 beim internationalen Kongress in Heidelberg: »Das leidende Subjekt«- Phänomenologie als Wissenschaft der Psyche.

Fuchs, T. (2014). Subjektivität und Intersubjektivität. Zur Grundlage psychiatrischer Diagnostik. In G. Lempa & E. Troje (Hrsg), *Zwischen Biologie und Biographie – Einflüsse auf die therapeutische Praxis* (S. 72–88). Göttingen: Vandenhoeck & Ruprecht.

Fuchs, T. (2015). From Self-Disorders to Ego Disorders. *Psychopathology, 48,* 324–331.

Fuchs, T. & Koch, S.C. (2014). Embodied affectivity: on moving and being moved. *Front Psychol, 6*(5), 508. doi: 10.3389/fpsyg.2014.00508.

Gallagher, S. (2008). Direct perception in the intersubjective context. *Conscious Cogn, 17,* 535–543.

Gallese, V. (2003). The roots of empathy: the shared manifold hypothesis and the neural basis of intersubjectivity. *Psychopathology, 36,* 171–180.

Gallese, V. (2007). Embodied simulation: from mirror neuron systems to interpersonal relations. *Novartis Found Symp ,278,* 3–12.

Gallese, V. (2013). Mirror neurons, embodied simulation and a second-person approach to mindreading. *Cortex, 49,* 2954–2956.

Gallese, V. & Sinigaglia, C. (2011). What is so special about embodied simulation? *Trends Cogn Sci, 15,* 512–519.

Gamma, F., Goldstein J.M., Seidman, L.J., Fitzmaurice, G.M., Tsuang, M.T. & Buka, S.L. (2014). Early intermodal integration in offspring of parents with psychosis. *Schizophr Bull, 40,* 992–1000.

Gergely, G. & Watson, J.S. (1996). The social biofeedback theory of parental affect-mirroring: the development of emotional self-awareness and self-control in infancy. *Int J Psychoanal, 77*(Pt 6), 1181–1212.

Glover, E. (1932). *A Psychoanalytic Approach to the Classification of Mental Disorders. In On the Early Development of Mind (Kap. 11).* London: Imago.

Goldstein, K. (1959). Concerning the concreteness in schizophrenia. *J Abnorm Psychol, 59,* 146–148.

Gouzoulis-Mayfrank, E. (2007). *Komorbidität Psychose und Sucht – Grundlagen und Praxis.* Darmstadt: Steinkopf.

Green, A. (1993). *Le travail du negatif. Les éditions de minuit.* Paris

Grice, H.P. (1975) Logic and Conversation. In P. Cole & J.L. Morgan, *Syntax and Semantics. Vol. 3. Speech Acts* (S. 41–58). New York, Academic Press.

Griesinger, W. (1845). *Die Pathologie und Therapie der psychischen Krankheiten.* Stuttgart: Krabbe.

Gross, J.J. (1998). Antecedent- and response-focused emotion regulation: divergent consequences for experience, expression, and physiology. *J Pers Soc Psychol, 74,* 224–237.

Gumley, A.I., Taylor, H.E., Schwannauer, M. & Macbeth, A. (2013). A systematic review of attachment and psychosis: measurement, construct validity and outcomes. *Acta Psychiatr Scand, 129,* 257–274.

Gyurak, A., Gross, J.J. & Etkin, A. (2011). Explicit and implicit emotion regulation: a dual-process framework. *Cogn Emot, 25,* 400–412.

Haker, H., Rössler, W. (2009). Empathy in schizophrenia: Impaired resonance. *Eur Arch Psychiatry Clin Neurosci, 259*, 352–361.

Hardy-Baylé, M.C., Passerieux, C., Claudel, B., Olivier, V. & Chevalier, J.F. (1994). Communication disorders in schizophrenic patients. Cognitive explanation and clinical reconsideration. *Encephale, 20*, 393–400.

Hartwich, P. & Grube, M. (2015). *Psychotherapie bei Psychosen. Neuropsychodynamisches Handeln in Klinik und Praxis.* Berlin, Heidelberg: Springer.

Heimann, H. & Spoerri, T. (1957). Das Ausdruckssyndrom der mimischen Desintegrierung bei chronischen Schizophrenen [The expressive syndrome of mimic disintegration in chronic schizophrenics]. *Schweiz Med Wochenschr, 87*, 1126–1128.

Heinz, A. (2002). *Anthropologische und evolutionäre Modelle der Schizophrenieforschung.* Berlin: VWB-Verlag für Wissenschaft und Bildung.

Heinz, A., Deserno L. & Reininghaus, U. (2013). Urbanicity, social adversity and psychosis. *World Psychiatry, 12*, 187–197.

Henderson, D.C., Vincenzi, B., Andrea, N.V., Ulloa, M. & Copeland, P.M. (2015). Pathophysiological mechanisms of increased cardiometabolic risk in people with schizophrenia and other severe mental illnesses. *Lancet Psychiatry, 2*, 452–464.

Hogarty, G.E., Flesher, S., Ulrich, R., Carter, M., Greenwald, D., Pogue-Geile, M., Kechavan, M., Cooley, S., DiBarry, A.L., Garrett, A., Parepally, H. & Zoretich, R. (2004). Cognitive enhancement therapy for schizophrenia: effects of a 2-year randomized trial on cognition and behavior. *Arch Gen Psychiatry, 61*, 866–876.

Howes, O.D. & Murray, R.M. (2014). Schizophrenia: an integrated sociodevelopmental-cognitive model. *Lancet, 383*,1677–1687.

Husserl, E.(1928). Vorlesungen zur Phänomenologie des inneren Zeitbewusstsein. *Jahrbuch für phänomenologische Forschung (2000), Bd. 9.* Tübingen: Max Niemeyer Verlag.

Izard, C.E. (1985). Emotions and facial expression. *Science, 230*, 608.

Jacobson E. (1967). *Psychotic conflict and Reality*. New York: Int. Univ. Press.

Jaspers, K. (1913). Psychopathologie. Berlin: Springer.

Johnson, M.H., Dziurawiec, S., Ellis, H. & Morton, J. (1991). Newborns' preferential tracking of face-like stimuli and its subsequent decline. *Cognition, 40*, 1–19.

Kapfhammer, H.P. (2001). Trauma und Dissoziation. Eine neurobiologische Perspektive. *Persönlichkeitsstörungen, 5*, 4–27.

Kapfhammer, H.P. (2012). Zur Assoziation frühkindlicher Traumatisierungen bei psychotischen Patienten in klinischen Inanspruchnahmegruppen [Trauma and psychosis – part 1. On the association of early childhood maltreatment in clinical populations with psychotic disorders]. *Neuropsychiatr, 26*, 171–178.

Kapfhammer, H.P. (2013). Zur Assoziation frühkindlicher Traumatisierungen und Psychoserisiko in der Allgemeinbevölkerung [Trauma and psychosis – part 2. On the association of early childhood maltreatment and risk of psychosis in general population]. *Neuropsychiatr, 27*, 21–37.

Kapur, S. (2003). Psychosis as a state of aberrant salience: a framework linking biology, phenomenology, and pharmacology in schizophrenia. *Am J Psychiatry, 160*, 13–23.

Kapur, S. (2004). How antipsychotics become anti-»psychotic«--from dopamine to salience to psychosis. *Trends Pharmacol Sci, 25*, 402–406.

Klaesi, J. (1922). Über die therapeutische Anwendung der »Dauernarkose« mittels Somnifens bei Schizophrenen. In M. Bleuler (Hrsg.). (1979), *Beiträge zur Schizophrenielehre der Zürcher Psychiatrischen Universitätsklink Burghölzli (1902–1971)* (S. 137–141). Darmstadt: Wissenschaftliche Buchgesellschaft.

Klapheck, K., Lincoln T.M., Bock, T. (2014). Meaning of psychoses as perceived by patients, their relatives and clinicians. *Psychiatry Res., 215*(3),760–765.

Klein, M. (1935). Zur Psychogenese der manisch-depressiven Zustände. In dies. (1972), *Das Seelenleben des Kleinkindes und andere Beiträge zur Psychoanalyse* (S. 55–94). Reinbek: Rowohlt.

Klein, M (1946). Bemerkungen über einige schizoide Mechanismen. In dies., (1972). *Das Seelenleben des Kleinkindes und andere Beiträge zur Psychoanalyse* (S. 101–125). Reinbek: Rowohlt.

Koehne, S., Behrends, A., Fairhurst, M.T. & Dziobek, I. (2016). Fostering Social Cognition through an Imitation- and Synchronization-Based Dance/Movement Intervention in Adults with Autism Spectrum Disorder: A Controlled Proof-of-Concept Study. *Psychother Psychosom, 85*, 27–35.

Körner, J.(2000). Abstinenz. In W. Mertens & B. Waldvogel (Hrsg.), *Handbuch psychoanalytischer Grundbegriffe* (S. 1–5). Stuttgart: Kohlhammer.

Kraepelin, E. (1913). *Psychiatrie. Ein Lehrbuch für Studierende und Ärzte (Bd. III). Klinische Psychiatrie.* Leipzig: Verlag von Johann Ambrosius Barth.

Kraepelin, E. (1916). *Einführung in die psychiatrische Klinik*. Leipzig: Verlag von Johann Ambrosius Barth.

Kring, A.M. & Elis, O. (2013). Emotion Deficits in People with Schizophrenia. *Annu Rev Clin Psychol,* 9, 409–433.

Kring, A.M. & Moran, E.K. (2008). Emotional response deficits in schizophrenia: insights from affective science. *Schizophr Bull,34*, 819–834.

Kupper, Z., Ramseyer, F., Hoffmann, H. & Tschacher, W. (2015). Nonverbal Synchrony in Social Interactions of Patients with Schizophrenia Indicates Socio-Communicative Deficits. *PLoS One, 10*(12), doi: 10.1371/journal.pone.0145882

Kutter, P. (1988). Grundhaltung, professionelle Einstellungen und psychoanalytische Methode. In P. Kutter, R. Páramo-Ortega & P. Zagermann (Hrsg.), *Die psychoanalytische Haltung. Auf der Suche nach dem Selbstbild der Psychoanalyse*. München-Wien: Verlag Internationale Psychoanalyse (S. 17–28).

Lacan, J. (1991b). Das Spiegelstadium als Bildner der Ichfunktion, wie sie uns in der psychoanalytischen Behandlung erscheint. In ders., *Schriften I*, Weinheim und Berlin: Quadriga.

Lacan, J. (1997). *Die Psychosen. Das Seminar Buch III (1955–1956)*. Weinheim und Berlin: Quadriga.

Lacan, J., (1981 [1955]). Les psychoses. Paris: Editions du Seuil.

Lamm, C., Decety, J. & Singer, T. (2011). Meta-analytic evidence for common and distinct neural networks associated with directly experienced pain and empathy for pain. *Neuroimage, 54*, 2492–2502.

Lang, H. (2011). *Die strukturale Triade und die Entstehung früher Störungen*. Stuttgart: Klett-Cotta.

Langdon, R., Coltheart, M., Ward, P. & Catts, S. (2001). Visual and cognitive prspective-taking deficits in schizophrenia: a failure of allocentric simulation? *Cognitive Neuropsychiatry, 6*, 241–269.

Lavelle, M., Healey, P.G. & McCabe, R. (2013). Is nonverbal communication disrupted in interactions involving patients with schizophrenia? *Schizophr Bull, 39*,1150–1158.

Lavoie, M.A., Plana, I., Bedard, L.J., Godmaire-Duhaime, F., Jackson, P.L. & Achim, A.M. (2013). Social cognition in first-degree relatives of people with schizophrenia: a meta-analysis. *Psychiatry Res, 209*, 129–135.

Lehmann, A., Bahcesular, K., Brockmann, E.M., Biederbick, S.E., Dziobek, I., Gallinat, J. & Montag, C. (2014). Subjective experience of emotions and emotional empathy in paranoid schizophrenia. *Psychiatry Res, 220*, 825–833.

Lempa, G. (1995). Zur psychoanalytischen Behandlungstechnik bei schizophrenen Psychosen. *Forum Psychoanal, 11*, 133–149.

Lempa, G., von Habler, D. (2012). Werkzeugkasten des psychodynamischen Psychosetherapeuten. *Psychotherapeut, 57*, 495–504.

Lempa G. (2015). Eine psychoanalytische Theorie des schizophrenen Wahns. *Forum Psychoanal, 31*(4), 353–374.

Leslie, A. M. (1987). Pretence and representation: the origins of ›theory of mind‹. *Psychol Rev, 94*, 412–426.

Löchel, E. (2015). (Mit) Differenzen arbeiten: Symbol, Symbolisierung, Symbolisches. Ein Beitrag zur Diskussion des psychoanalytischen Symbolbegriffs. In A. Ebrecht-Laermann, E. Löchel, B. Nissen B. & J. Picht (Hrsg.). Der Begriff der Symbolisierung. *Jahrbuch der Psychoanalyse, 71*. Stuttgart: Frommann-Holzboog.

Longden, E., Sampson, M. & Read, J. (2016). Childhood adversity and psychosis: generalised or specific effects? *Epidemiol Psychiatr, Sci, 25*(4), 349–359.

Lorenzer, A. (1970). Kritik des psychoanalytischen Symbolbegriffs. Frankfurt a.M.: Suhrkamp.

Lui, S. S., Shi, Y. F., Au, A. C., Li, Z., Tsui, C. F., Chan, C. K., Leung, M. M., Wong, P. T., Wang, Y., Yan, C., Heerey, E. A., Cheung, E. F. & Chan, R. C. (2016). Affective Experience and Motivated Behavior in Schizophrenia Spectrum Disorders: Evidence From Clinical and Nonclinical Samples. *Neuropsychology, 30*(6), 673–684.

Luquet, P. (1987). Penser-parler: un apport psychoanalytique à la théorie du language. In C. Real (Hrsg.), *La parole troublée* (S. 161–300). Paris: Presses Univ.

Lysaker, P. H., Carcione, A., Dimaggio, G., Johannesen, J. K., Nicolo, G., Procacci, M. & Semerari, A. (2005). Metacognition amidst narratives of self and illness in schizophrenia: associations with neurocognition, symptoms, insight and quality of life. *Acta Psychiatr Scand, 112*, 64–71.

Mahler, M., Pine, F. & Bergman, A. (1975). *The psychological birth of the human infant*. New York: Basic books, 1978.

Marty, P. & de M'Uzan, M., (1963). La pensée opératoire. Rev Fr Psychoanal. 27 (Suppl.), 1345-1356.

Matussek, P. (1993*). Analytische Psychosentherapie 1. Grundlagen*. Berlin, Heidelberg, New York, Tokio: Springer.

McCormick, L. M., Brumm, M. C., Beadle, J. N., Paradiso, S., Yamada, T. & Andreasen, N. (2012). Mirror neuron function, psychosis, and empathy in schizophrenia. *Psychiatry Res, 201*, 233–239.

Mehta, U. M., Basavaraju, R. & Thirthalli, J. (2013). Mirror neuron disinhibition may be linked with catatonic echo-phenomena: A single case TMS study. *Brain Stimul, 6*, 705–707.

Mehta, U. M., Thirthalli, J, Aneelraj, D., Jadhav, P, Gangadhar, B. N., Keshavan, M. S. (2014). Mirror neuron dysfunction in schizophrenia and its functional implications: a systematic review. *Schizophr Res, 160*, 9-19.

Meltzoff, A. N. & Moore, M. K. (1977). Imitation of facial and manual gestures by human neonates. *Science, 198*, 75–78.

Mentzos, S. (1991). *Psychodynamische Modell in der Psychiatrie.* Göttingen: Vandenhoeck & Rupprecht.

Mentzos, S. (2009). *Lehrbuch der Psychodynamik. Die Funktion der Dysfunktionalität psychischer Störungen*. Göttingen: Vandenhoeck & Rupprecht.

Mentzos, S. (2015). *Lehrbuch der Psychodynamik. Die Funktion der Dysfunktionalität psychischer Störungen*. 2. Auflage. Göttingen: Vandenhoeck & Rupprecht.

Merleau-Ponty, M. (1959). Der Philosoph und sein Schatten (1959). In ders. (1984), *Das Auge und der Geist*. Hamburg: Felix Meiner.

Miller, S. A. (2009). Children's understanding of second-order mental states. *Psychol Bull, 135*,749–773.

Mishara, A., Bonoldi, I., Allen, P., Rutigliano, G., Perez, J., Fusar-Poli, P. & McGuire, P. (2016). Neurobiological Models of Self-Disorders in Early Schizophrenia. *Schizophr Bull, 42*(4), 874–880.

Mishara, A. L. (2007). Missing links in phenomenological clinical neuroscience: why we still are not there yet. *Curr Opin Psychiatry, 20,* 559–569.

Mishara, A. L. & Gallistel, C. R. (2005). Are deficits in time perception in patients with schizophrenia attributable to dysfunctional memory or an abnormal clock module? [abstract]. *Biol Psychiatry, 57,* S. 207.

Moncrieff, J. (2006). Does antipsychotic withdrawal provoke psychosis? Review of the literature on rapid onset psychosis (supersensitivity psychosis) and withdrawal-related relapse. *Acta Psychiatr Scand, 114,* 3–13.

Montag, C. (2015). Zum Konzept der Mentalisierung in Theorie und Behandlungstechnik der Psychosen. *Forum der Psychoanalyse, 31,* 375–393.

Morgan, C. & Fisher, H. (2007). Environment and schizophrenia: environmental factors in schizophrenia: Childhood trauma – a critical review. *Schizophr Bull, 33,* 3–10.

Moritz, S. & Woodward, T. S. (2007). Metacognitive training in schizophrenia: from basic research to knowledge translation and intervention. *Curr Opin Psychiatry, 20,* 619–625.

Morrison, A. P., Turkington, D., Pyle, M., Spencer, H., Brabban, A., Dunn, G., Christodoulides, T., Dudley, R., Chapman, N., Callcott, P., Grace, T., Lumley, V., Drage, L., Tully, S., Irving, K., Cummings, A., Byrne, R., Davies, L. M. & Hutton, P. (2014). Cognitive therapy for people with schizophrenia spectrum disorders not taking antipsychotic drugs. a single-blind randomised controlled trial. *Lancet, 383,* 1395–1403.

Mundt, C. (1984). Der Begriff der Intentionalität und die Defizienzlehre von den Schizophrenien [The concept of intentionality and the deficiency theory of schizophrenias]. *Nervenarzt, 55,* 582–588.

Myin-Germeys, I., Delespaul, P. A. & de Vries, M. W. (2000). Schizophrenia patients are more emotionally active than is assumed based on their behavior. *Schizophr Bull, 26,* 847–854.

Myin-Germeys, I. & van Os, J. (2007). Stress-reactivity in psychosis. evidence for an affective pathway to psychosis. *Clin Psychol Rev, 27,* 409–424.

Nelson, B., Whitford, T. J., Lavoie, S. & Sass, L. A. (2014a). What are the neurocognitive correlates of basic self-disturbance in schizophrenia? Integrating phenomenology and neurocognition. Part 2 (aberrant salience). *Schizophr Res, 152,* 20–27.

Nelson, B., Whitford, T. J., Lavoie, S. & Sass, L. A. (2014b). What are the neurocognitive correlates of basic self-disturbance in schizophrenia? Integrating phenomenology and neurocognition. Part 1 (Source monitoring deficits). *Schizophr Res, 152,* 12–19.

Newen, A., Welpinghus, A. & Juckel, G. (2015). Emotion Recognition as Pattern Recognition. The Relevance of Perception. *Mind and Language, 30,* 187–208.

Nyström, P. (2008). The infant mirror neuron system studied with high density EEG. *Soc Neurosci, 3,* 334–347.

O'Driscoll, C., Laing, J. & Mason, O. (2014). Cognitive emotion regulation strategies, alexithymia and dissociation in schizophrenia, a review and meta-analysis. *Clin Psychol Rev, 34,* 482–495.

Onishi, K. H. & Baillargeon, R. (2005). Do 15-month-old infants understand false beliefs? *Science, 308,* 255–258.

Pao, P. N. (1979). *Schizophrenic Disorders.* New York: International Universities Press.

Park, S., Matthews, N. & Gibson, C. (2008). Imitation, simulation, and schizophrenia. *Schizophr Bull, 34,* 698–707.

Peciccia, M. & Benedetti, G. (1989). The splitting between separate and symbiotic states of the self in the psychodynamic of schizophrenia. *International Forum of Psychoanalysis, 5,* 23–38.

Pinel, P. (1801). *Philosophisch-medicinische Abhandlung über Geistesverwirrungen oder Manie.* Aus dem Französischen übersetzt von Michael Wagner. Wien: Schaumburg.

Pohl, J. (2008). Die Symbolisierungsfunktion der Supervisionsgruppe in einer Werkstatt für psychisch Kranke. *Forum Psychoanal Psychosenther, 20*, 51–79.

Postmes, L., Sno, H.N., Goedhart S., van der Stel J., Heering H.D., de Haan, L. (2014). Schizophrenia as a self-disorder due to perceptual incoherence. *Schizophr Res, 152*, 41–50.

Premack, D. & Woodruff, P. (1978). Does the chimpanzee have a ›theory of mind‹? *Behavioral and Brain Sciences, 1*, 515–526.

Preston, S.D. & de Waal, F.B. (2002) Empathy: Its ultimate and proximate bases. *Behav Brain Sci, 25*, 1–20.

Priebe, S., Savill, M., Reininghaus, U., Wykes, T., Bentall, R., Lauber, C., McCrone, P., Rohricht, F. & Eldridge, S. (2013). Effectiveness and cost-effectiveness of body psychotherapy in the treatment of negative symptoms of schizophrenia – a multi-centre randomised controlled trial. *BMC Psychiatry, 13*, 26. http://www.biomedcentral.com/1471-244X/13/26.

Priel, B. (1997). Time and self: on intersubjective construction of time. *Psychoanalytic Dialogues, 7*, 431–450

Racamier, P.C. (1979). *De psychanalyse en psychiatrie*. Paris: Bibliothèque scientifique Payot.

Racamier, P.C. (1982). *Die Schizophrenen. Eine psychoanalytische Interpretation*. Berlin, Heidelberg, New York, Tokio: Springer.

Racamier, P.C. (1992). *Le génie des origines. Psychoanalyse et psychoses*. Paris: Éditions Payot & Rivages.

Ramseyer, F. & Tschacher, W. (2014). Nonverbal synchrony of head- and body-movement in psychotherapy: different signals have different associations with outcome. *Front Psychol, 5*(5), 979. doi: 10.3389/fpsyg.2014.00979

Ray, E. & Heyes, C. (2011). Imitation in infancy: the wealth of the stimulus. *Dev Sci, 14*, 92–105.

Read, J., van Os, J., Morrison, A.P. & Ross, C.A. (2005). Childhood trauma, psychosis and schizophrenia: a literature review with theoretical and clinical implications. *Acta Psychiatr Scand, 112*, 330–350.

Regier, D.A., Farmer, M.E., Rae, D.S., Locke, B.Z., Keith, S.J., Judd, L.L. & Goodwin, F.K. (1990). Comorbidity of mental disorders with alcohol and other drug abuse. Results from the Epidemiologic Catchment Area (ECA) Study. *JAMA, 264*, 2511–2518.

Rhodes, J.E. & Jakes, S. (2004). The contribution of metaphor and metonymy to delusions. *Psychol Psychother, 77*, 1–17.

Ribolsi, M., Feyaerts, J. & Vanheule, S. (2015). Metaphor in psychosis: on the possible convergence of Lacanian theory and neuro-scientific research. *Front Psychol, 6*, 664. doi: 10.3389/fpsyg.2015.00664

Rizzolatti, G., Fadiga, L., Gallese, V. & Fogassi, L. (1996). Premotor cortex and the recognition of motor actions. *Brain Res Cogn Brain Res, 3*, 131–141.

Roisko, R., Wahlberg, K.E., Miettunen, J. & Tienari, P. (2014). Association of parental communication deviance with offspring's psychiatric and thought disorders. A systematic review and meta-analysis. *Eur Psychiatry, 29*, 20–31.

Rom, J. (2007). Identitätsgrenzen des Ich. Einblicke in die Welten schizophrenie- und borderlinekranker Menschen. Göttingen: Vandenhoeck & Ruprecht.

Rom, J. (2013). *Schizophrenien: Wissen – Verstehen – Handeln. Brückenbauen zwischen Wahnwelten und Realität*. Göttingen: Vandenhoeck & Ruprecht.

Rosenbaum, B. & Harder, S. (2007). Psychosis and the dynamics of the psychotherapy process. *Int Rev Psychiatry, 19*(1), 13–23.

Roussillon, R. (1991). Un paradoxe de la représentation: le médium malléable et la pulsion d'emprise, in Paradoxes et situations limites de la psychanalyse, Paris, Presses Universitaires de France, p. 130–146.

Roussillon, R. (1999). *Agonie, Clivage et Symbolisation*, Paris: Presses Universitaires de France.

Salvatore, G., Dimaggio, G. & Lysaker, P.H. (2007). An intersubjective perspective on negative symptoms of schizophrenia: implications of simulation theory. *Cogn Neuropsychiatry, 12*, 144–164.

Sass, L.A. & Parnas, J. (2003). Schizophrenia, consciousness, and the self. *Schizophr Bull, 29*, 427–444.

Sato, M. (2006). Renaming schizophrenia: a Japanese perspective. *World Psychiatry, 5*, 53–55.

Savla, G.N., Vella, L., Armstrong, C.C., Penn, D.L. & Twamley, E.W. (2013). Deficits in domains of social cognition in schizophrenia: a meta-analysis of the empirical evidence. *Schizophr Bull, 39*, 979–992.

Scharfetter, C. (1999). *Schizophrene Menschen. Diagnostik, Psychopathologie, Forschungsansätze.* Weinheim: Psychologie Verlags Union.

Scharfetter, C. & Benedetti, G. (1978). Leiborientierte Therapie schizophrener Ich-Störungen. Vorschläge einer zusätzlichen Therapiemöglichkeit und grundsätzliche Überlegungen dazu [Body oriented therapy of schizophrenic ego disturbances. Recommendation of an additional therapeutic possibility and basic thoughts on the topic]. *Schweiz Arch Neurol Neurochir Psychiatr, 123*, 239–255.

Schiffman, J., Lam, C.W., Jiwatram, T., Ekstrom, M., Sorensen, H. & Mednick, S. (2004). Perspective-taking deficits in people with schizophrenia spectrum disorders: a prospective investigation. *Psychol Med, 34*, 1581–1586.

Schmidt, S.J., Mueller, D.R. & Roder, V. (2011). Social cognition as a mediator variable between neurocognition and functional outcome in schizophrenia: empirical review and new results by structural equation modeling. *Schizophr Bull, 37(Suppl 2)*, S41-S54.

Schultz, W., Dayan, P. & Montague, P.R. (1997). A neural substrate of prediction and reward. *Science, 275*, 1593–1599.

Schultz-Venrath, U. (2013). Lehrbuch Mentalisieren. Psychotherapien wirksam gestalten. Stuttgart: Klett-Cotta.

Searle, J.R. (1983). Intentionality; An Essay in the Philosophy of the Mind. Cambridge, U.K: (Cambridge University Press). (1987) Intentionalität. Eine Abhandlung zur Philosophie des Geistes. Übers. von H. Gavagai. Frankfurt a.M.: Suhrkamp.

Searles, H.F (1963). Übertragungspsychosen bei der Psychotherapie chronischer Schizophrenie. In H.F. Searles (Hrsg.), *Der psychoanalytische Beitrag zur Schizophrenieforschung* (S. 205–258). München: Kindler.

Searles, H.F. (1962). The differentiation between concrete and metaphorical thinking in the recovering schizophrenic patient. *J Am Psychoanal Assoc, 10*, 22–49.

Segal, H. (1957). Notes on symbol formation. *Int J Psychoanal, 38*, 391–397.

Seidler G. H (2000). Ich. In W. Mertens & B. Waldvogel (Hrsg.), *Handbuch psychoanalytischer Grundbegriffe*. Berlin, Köln, Stuttgart: Kohlhammer.

Seikkula, J., Karvonen, A., Kykyri, V.L., Kaartinen, J. & Penttonen, M. (2015). The Embodied Attunement of Therapists and a Couple within Dialogical Psychotherapy: An Introduction to the Relational Mind Research Project. *Fam Process, 54*, 703–715.

Sestito, M., Raballo, A., Umilta, M.A., Leuci, E., Tonna, M., Fortunati, R., De P.G., Amore, M., Maggini, C. & Gallese, V. (2015). Mirroring the self: testing neurophysiological correlates of disturbed self-experience in schizophrenia spectrum. *Psychopathology, 48*, 184–191.

Shah, J.L. & Malla, A.K. (2015). Much ado about much: stress, dynamic biomarkers and HPA axis dysregulation along the trajectory to psychosis. *Schizophr Res, 162*, 253–260.

Sheffield, J.M., Williams, L.E., Blackford, J.U., Heckers, S. (2013). Childhood sexual abuse increases risk of auditory hallucinations in psychotic disorders. *Compr Psychiatry, 54*, 1098–1104.

Skodlar, B., Henriksen, M.G., Sass, L.A., Nelson, B. & Parnas, J. (2013). Cognitive-behavioral therapy for schizophrenia: a critical evaluation of its theoretical framework from a clinical-phenomenological perspective. *Psychopathology, 46*, 249–265.

Stanghellini, G. (2000). Vulnerability to schizophrenia and lack of common sense. *Schizophr Bull, 26*, 775–787.

Stanghellini, G. (2009). Embodiment and schizophrenia. *World Psychiatry, 8*, 56–59.

Stanghellini, G. & Fusar-Poli, P. (2012). The vulnerability to schizophrenia mainstream research paradigms and phenomenological directions. *Curr Pharm Des, 18*, 338–345.

Stel, M., van Dijk, E. & Olivier, E. (2009). You want to know the truth? Then don't mimic! Psychol Sci, 20, 693–699.

Stel, M. & Vonk, R. (2010). Mimicry in social interaction: benefits for mimickers, mimickees, and their interaction. *Br J Psychol, 101*, 311–323.

Stern, D.N. (1985). *The interpersonal world of the infant*. Basic Books, New York.

Stern, D.N. (2005). *Der Gegenwartsmoment. Veränderungsprozesse in Psychoanalyse, Psychotherapie und Alltag*. Frankfurt a.M.: Brandes & Apsel, 2004.

Stern, D.N., Sander, L.W., Nahum, J.P., Harrison, A.M., Lyons-Ruth, K., Morgan, A.C., Bruschweiler-Stern, N., Tronick, E.Z. (1998). Non-interpretive mechanisms in psychoanalytic therapy. The ›something more‹ than interpretation. The Process of Change Study Group. *Int J Psychoanal, 79*(Pt 5), 903–921.

Strauss, G.P., Kappenman, E.S., Culbreth, A.J., Catalano, L.T., Lee, B.G. & Gold, J.M. (2013). Emotion Regulation Abnormalities in Schizophrenia: Cognitive Change Strategies Fail to Decrease the Neural Response to Unpleasant Stimuli. *Schizophr Bull, 39*, 872–883.

Sullivan, H.S.(1983). *Die interpersonale Theorie der Psychiatrie*. Frankfurt a.M.: Fischer.

Target, M. & Fonagy, P. (1996). Playing with reality: II. The development of psychic reality from a theoretical perspective. *Int J Psychoanal, 77*(Pt 3), 459–479.

Thompson, A., Nelson, B., McNab, C., Simmons, M., Leicester, S., McGorry, P.D., Bechdolf, A., Yung, A.R. (2010). Psychotic symptoms with sexual content in the »ultra high risk« for psychosis population: frequency and association with sexual trauma. *Psychiatry Res, 177*, 84–91.

Thompson, J.L., Urban, N., Slifstein, M., Xu, X., Kegeles, L.S., Girgis, R.R., Beckerman, Y., Harkavy-Friedman, J.M., Gil, R. & Abi-Dargham, A. (2013). Striatal dopamine release in schizophrenia comorbid with substance dependence. *Mol Psychiatry, 18*, 909–915.

Tracy, D.K. & Shergill, S.S. (2013). Mechanisms Underlying Auditory Hallucinations-Understanding Perception without Stimulus. *Brain Sci, 3*, 642–669.

Trevarthen, C. & Aitken, K.J. (2001). Infant intersubjectivity: research, theory, and clinical applications. *J Child Psychol Psychiatry, 42*, 3–48.

Tronick, E. (2007). The neurobehavioral and social-emotional development of infants and children. New York/London: W.W. Norton.

Tsakiris, M. (2016). The multisensory basis of the self: from body to identity to others. *Q J Exp Psychol (Hove), 17*, 1–13.

Tschacher, W., Rees, G.M. & Ramseyer, F. (2014). Nonverbal synchrony and affect in dyadic interactions. *Front Psychol, 5*, 1323.

Uhlhaas, P.J. & Mishara, A.L. (2007). Perceptual anomalies in schizophrenia: integrating phenomenology and cognitive neuroscience. *Schizophr Bull, 33*, 142–156.

Vaish, A., Carpenter, M. & Tomasello, M. (2009). Sympathy through affective perspective taking and its relation to prosocial behavior in toddlers. *Dev Psychol, 45*, 534–543.

Van der Haart, O., Nijenhuis, E. & Steele, K. (2008). *Das verfolgte Selbst. Strukturelle Dissoziation und die Behandlung chronischer Traumatisierung*. Paderborn: Junfermann.

Van der Kolk, B., Mc Farlane, A. & Weisaeth, L. (Hrsg.). (1996). *Traumatic Stress. The effects of overwhelming experience on mind, body and society*. New York: Guilford Press.

Van Overwalle, F. & Baetens, K. (2009). Understanding others' actions and goals by mirror and mentalizing systems: a meta-analysis. *Neuroimage, 48*, 564–584.

Varcin, K. J., Bailey, P. E. & Henry, J. D. (2010). Empathic deficits in schizophrenia: the potential role of rapid facial mimicry. *J Int Neuropsychol Soc, 16*, 621–629.

Varese, F., Smeets, F., Drukker, M., Lieverse, R., Lataster, T., Viechtbauer, W., Read, J., van Os, J. & Bentall, R. P. (2012). Childhood adversities increase the risk of psychosis: a meta-analysis of patient-control, prospective- and cross-sectional cohort studies. *Schizophr Bull, 38*, 661–671.

Varga, E., Simon, M., Tenyi, T., Schnell, Z., Hajnal, A., Orsi, G., Doczi, T., Komoly, S., Janszky, J., Furedi, R., Hamvas, E., Fekete, S. & Herold, R. (2013). Irony comprehension and context processing in schizophrenia during remission – a functional MRI study. *Brain Lang, 126*, 231–242.

Vogeley, K. & Kupke, C. (2007). Disturbances of time consciousness from a phenomenological and a neuroscientific perspective. *Schizophr Bull, 33*, 157–165.

von Haebler, D. (2015a). Psychodynamische Psychotherapie von Menschen mit Psychosen. Werkzeugkasten und psychotherapeutische Haltung. *Psychotherapie im Dialog, 16*(3), 48–52.

von Haebler, D. (2015b). Modifizierte, psychodynamische Behandlungstechnik und therapeutische Haltung in der Psychotherapie von Menschen mit Psychosen. *Forum der Psychoanalyse, 31*(4), 395–413.

Weiß, H. (2009). *Das Labyrinth der Borderline- Kommunikation. Klinische Zugänge zum Erleben von Raum und Zeit*. Stuttgart: Klett-Cotta.

Wellman, H. M., Cross, D. & Watson, J. (2001). Meta-analysis of theory-of-mind development: The truth about false belief. *Child Development, 72*, 655–684.

Wimmer, H. & Perner, J. (1983). Beliefs about beliefs: representation and constraining function of wrong beliefs in young children's understanding of deception. *Cognition, 13*, 103–128.

Winnicott, D. W. (1945). Die primitive Gefühlsentwicklung. In ders. (1983), *Von der Kinderheilkunde zur Psychoanalyse* (S. 58–77). Frankfurt a.M.: Fischer.

Winnicott, D. W. (1950). Die Beziehung zwischen Aggression und Gefühlsentwicklung. In ders. (1983), *Von der Kinderheilkunde zur Psychoanalyse* (S. 91–112). Frankfurt a.M.: Fischer.

Winnicott, D. W. (1951). Übergangsobjekte und Übergangsphänomene. In ders., (1983). *Von der Kinderheilkunde zur Psychoanalyse* (S. 300–331). Frankfurt a.M.: Fischer.

Winnicott, D. W. (1952). Psychosen und Kinderpflege. In ders. (1983), *Von der Kinderheilkunde zur Psychoanalyse* (S. 113–126). Frankfurt a.M.: Fischer.

Winnicott, D. W. (1959). Klassifikation: Gibt es einen psychoanalytischen Beitrag zur psychiatrischen Klassifikation? In ders. (1984), *Reifungsprozesse und fördernde Umwelt* (S. 160–181). Frankfurt a.M.: Fischer.

Winnicott, D. W. (1960). Ich-Verzerrung in Form des wahren und des falschen Selbst. In ders. (1984), *Reifungsprozesse und fördernde Umwelt* (S. 182–199). Frankfurt a.M.: Fischer.

Winnicott, D. W. (1962). The aims of psycho-analytical treatment. In ders., *The Maturational Processes and the Facilitating Environment*. London: Hogarth, 1965.

Winnicott, D. W. (1963). Die Entwicklung der Fähigkeit zur Besorgnis. In ders., (1984), *Reifungsprozesse und fördernde Umwelt* (S. 93–105). Frankfurt a.M.: Fischer.

Winnicott, D. W. (1965). *Reifungsprozesse und fördernde Umwelt*. München: Kinder.

Winnicott D. W. (1971). *Vom Spiel zur Kreativität*. Klett-Clotta.

Winnicott, D. W. (1991 [1974]). Die Angst vor dem Zusammenbruch. In *Psyche – Z Psychoanal, 45*(12), 1116–1126.

Winnicott, D. W. (1994 [1988]). *Die menschliche Natur*. Stuttgart: Klett-Cotta.

Wollenweber, H. (2012). Der Handlungsdialog als Herausforderung und Chance in der Psychosentherapie. In G. Lempa & E. Troje (Hrsg.), *Vom Dialog zum Monolog* (=Forum der psychoanalytischen Psychosentherapie, Bd. 27, S. 49–70). Göttingen: Vandenhoeck & Ruprecht.

Wunderink, L., Nieboer, R. M., Wiersma, D., Sytema, S. & Nienhuis, F. J. (2013). Recovery in remitted first-episode psychosis at 7 years of follow-up of an early dose reduction/discontinuation or maintenance treatment strategy: long-term follow-up of a 2-year randomized clinical trial. *JAMA Psychiatry, 70*, 913–920.

Joachim Küchenhoff

Psychose

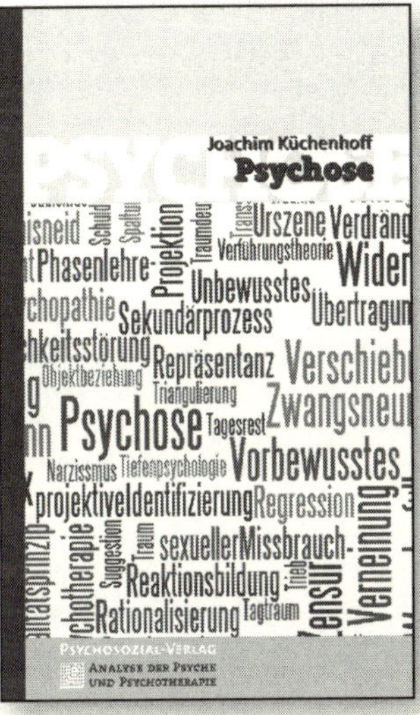

2012 · 141 Seiten · Broschur
ISBN 978-3-8379-2110-6

Psychotische Störungen greifen tief in den Lebensalltag der Betroffenen ein und belasten ihre Beziehung zu sich selbst und zu anderen.

Für die Diagnostik und Therapie von Psychosen ist die Kenntnis ihrer Psychodynamik unverzichtbar. Der Sinn einer Psychose erschließt sich dem Therapeuten, wenn er ernst nimmt, was der psychotisch kranke Mensch zu sagen hat, und er sich von der Beziehung zu ihm berühren lässt. Dabei verweisen die aktuellen Beziehungsformen des Patienten auf biografisch wichtige Erfahrungen.

In der vorliegenden Einführung werden die entscheidenden psychoanalytischen Psychosekonzepte vorgestellt, die psychodynamisch relevanten diagnostischen und therapeutischen Dimensionen in einem Mehrebenenmodell zusammengefasst und Konsequenzen für die therapeutische Haltung herausgearbeitet. Zahlreiche klinische Beispiele veranschaulichen und vertiefen die Konzepte.

Walltorstr. 10 · 35390 Gießen · Tel. 0641-969978-18 · Fax 0641-969978-19
bestellung@psychosozial-verlag.de · www.psychosozial-verlag.de